病毒气溶胶
传播与控制

主编 | 唐 宋

副主编 | 毛怡心　吕跃斌

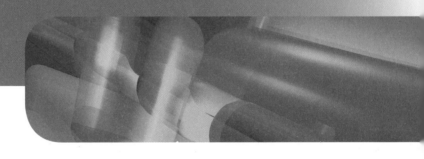

北京科学技术出版社

图书在版编目（CIP）数据

病毒气溶胶传播与控制 / 唐宋主编. — 北京：北京科学技术出版社, 2022.4

ISBN 978-7-5714-1860-1

Ⅰ.①病… Ⅱ.①唐… Ⅲ.①气溶胶—病毒传播—研究 Ⅳ.①R511

中国版本图书馆CIP数据核字(2021)第196580号

责任编辑：何晓菲
责任校对：贾　荣
责任印制：吕　越
封面设计：申　彪
图文制作：申　彪
出 版 人：曾庆宇
出版发行：北京科学技术出版社
社　　址：北京西直门南大街16号
邮政编码：100035
电　　话：0086 – 10 – 66135495（总编室）　　0086 – 10 – 66113227（发行部）
网　　址：www.bkydw.cn
印　　刷：北京宝隆世纪印刷有限公司
开　　本：710 mm × 1000 mm　1/16
字　　数：150千字
印　　张：8.25
版　　次：2022年4月第1版
印　　次：2022年4月第1次印刷
ISBN 978-7-5714-1860-1

定　　价：55.00元

编者名单

主 编

唐 宋　中国疾病预防控制中心环境与健康相关产品安全所

副主编

毛怡心　中国疾病预防控制中心环境与健康相关产品安全所
吕跃斌　中国疾病预防控制中心环境与健康相关产品安全所

编 者（按姓氏笔画排序）

丁 珵　丁 培　王友斌　王晓晨　吉赛赛　庄思琪
李 娜　李 霞　吴 兵　张茗媛　雒月云　谭启跃

序

2020 年注定是不平凡的一年。

一种新型冠状病毒肺炎悄然而至，一场毫无预兆的灾难来势汹汹。这次新型冠状病毒肺炎（简称"新冠肺炎"）疫情是百年来全球发生的最严重的传染病大流行，传播速度快、感染范围广、防控难度大，已经对人类健康和生命安全造成极大威胁，牵动着我们每个人的心。在疫情面前，中国人民坚韧团结、和衷共济，医疗工作者、公共卫生领域的专家和学者们夜以继日、拼搏奋战，使得疫情防控阻击战取得重大阶段性成果，为维护地区和世界公共卫生安全做出了重要贡献。

如同我们对人类自身仍然知之甚少一样，我们很难完全清楚追溯传染病的历史，但与传染病的抗争一直是人类历史重要的组成部分。从 17 世纪早期新英格兰殖民者逃离充满污水、传染病肆虐的英国和欧洲大陆，到新中国成立初期我国开展爱国卫生运动，人们已经开始逐渐认为传染病不再是威胁。公共卫生面临的挑战更多来自各种慢性非传染性疾病，比如癌症、心脏病和糖尿病等。但是，20 世纪 80 年代初期艾滋病的出现再次给人类敲响了警钟。在此之后的 SARS 冠状病毒肆虐、埃博拉出血热暴发、新型冠状病毒肺炎疫情全球大流行，不断地提醒我们人类对于自然的敬畏、对病毒传播和控制的认识还远远不够。人口激增、城市化、全球气候变化、环境污染、生态破坏和国际间交流便捷化可能为病毒传播创造了有利的条件，也将可能给人类带来前所未有的病毒威胁和健康风险。

深入了解新发未知病毒的传播途径，可以让我们能够快速应对疫情，提出科学精准的防控措施，有效阻断病毒的传播链条，遏制传染病的威胁从而控制疫情大面积蔓延。新型冠状病毒是一种新发现的病毒，对其传播规律和防控措施的认识可能需要很长一段时间和过程。《病毒气溶胶传播与控制》一书的作者们早在新型冠状病毒肺炎疫情暴发初期，就敏锐地察觉气溶胶是病毒传播的可能途径和存在形态。唐宋、毛怡心和吕跃斌等一批具有科学精神、思维敏锐、紧跟全球科研前沿的青年科学家，及时跟踪、发现和关注新型冠状病毒环境传播研究最新研究成果，结合自身的科研经验和体会，认真研判了疫情形势，综合评估和集成了病毒气溶胶传播途径和案例，提出了重点场所和重点人群疫情防控策略与建议，形成了较为系统全面的、具有重要理论与实践价值的结论和成果，是一次有益的探索性研究，值得鼓励。

本书语言通俗易懂，收录的案例专业、参考价值高，资料全面系统，内容科学准确，防控措施建议实用有效，书中很多资料和成果对我国和世界新冠肺炎等类似传染病的科学研究和防控具有重要的警示作用，对环境与健康、公共卫生、医学、大气科学和环境地球科学等学科发展也都有非常好的参考价值。

我们与新型冠状病毒的战争尚未结束，人类对传染病的抗争仍将继续。愿世界各国携手合作、共克时艰，一同为全球抗疫贡献科技智慧与力量。是为序！

吴丰昌

中国工程院院士
中国环境科学研究院环境基准与风险评估国家重点实验室主任
2021 年 12 月

2019年12月，我国湖北省武汉市陆续发现若干不明原因病毒性肺炎病例，现已证实为2019新型冠状病毒（简称新冠病毒）引起的呼吸道传染病。2020年1月5日，中国疾病预防控制中心传染病预防控制所、复旦大学附属上海公共卫生临床中心张永振研究员团队获得新冠病毒全基因组序列。1月20日，国家卫生健康委员会发布2020年1号公告，将新冠病毒感染引起的肺炎纳入《中华人民共和国传染病防治法》规定的乙类传染病，并采取甲类传染病的预防控制措施。1月24日，中国疾病预防控制中心病毒病预防控制所成功分离我国第一株新冠病毒，与国际社会共享毒种信息、电镜照片、核酸检测引物、探针序列等。1月30日，世界卫生组织（WHO）宣布新型冠状病毒肺炎疫情（简称新冠疫情）构成国际关注的突发公共卫生事件。2月11日，新型冠状病毒肺炎（简称新冠肺炎）被正式命名为COVID-19（Corona Virus Disease 2019）。3月11日，WHO总干事谭德塞宣布新冠肺炎疫情构成全球大流行。短短几个月，疫情在全球范围内多个国家和地区暴发。除中国外，美国、印度、巴西、俄罗斯、法国、意大利、英国、西班牙等国家疫情发展态势严峻。截至2021年7月15日，全球累计确诊人数超过1.8亿人，累计死亡人数超过400万。其中，美国累计确诊人数（超过3390万）及累计死亡人数（超过60万）均排在全球首位。

冠状病毒（Coronavirus）是一类主要引起呼吸道、肠道疾病的病原体，也是一个大型病毒家族，存在多种已知的可在动物与人类之间传播的人畜共患病毒，包括严重急性呼吸综合征冠状病毒（SARS病毒）和中东呼吸综合征冠状病毒（MERS 病毒）等。另有一些已知的冠状病毒在动物中传播，但尚未感染人类。人感染冠状病毒的常见体征包括咳嗽、气短和呼吸困难等呼吸道症状，以及发热；在较严重病例中，感染可导致肺炎、严重急性呼吸综合征、器官衰竭，甚至死亡。新冠病毒是目前已知的第七种可以感染人类的冠状病毒，其传播模式已确定为宿主—人、物—人以及人—人传播。

在新冠病毒传播途径中，气溶胶传播途径因其涉及范围广、控制措施难并且作为潜在生化武器的危害大，在各类研究中被反复提及，引起了大众的担忧和研究人员的广泛关注。2020 年 2 月 19 日，《新型冠状病毒肺炎诊疗方案（试行第六版）》首次提出，在相对封闭的环境中长时间暴露于高浓度气溶胶情况下存在经气溶胶传播的可能。2 月 27 日，吉林大学第一医院首次报道重症监护室（Intensive Care Unit, ICU）空气中检测到新冠病毒。3 月 3 日，国家卫生健康委员会发布的《新型冠状病毒肺炎诊疗方案（试行第七版）》中指出，经呼吸道飞沫和密切接触传播是新冠病毒主要的传播途径，补充了在相对封闭的环境中长时间暴露于高浓度气溶胶情况下，存在经气溶胶传播的可能；而由于在患者粪便及尿液中可分离到新冠病毒，应注意粪便及尿液污染环境造成气溶胶或接触传播。3 月 30 日，WHO 称新冠病毒主要传播方式是通过飞沫传播，未承认气溶胶传播。4 月 22 日，意大利多家科研机构合作，首次在室外空气颗粒物中检测到新冠病毒核酸。7 月 4 日，来自全球 32 个国家的 239 名科学家在 Clinical Infectious Diseases（《临床传染病》杂志）发表公开信确认新冠病毒可以通过空气传播，呼吁 WHO 修订防控指南。7 月 9 日，WHO 发布最新研究报告，首次承认新冠病毒可以在拥挤的室内通过空气传播。10 月 5 日，美国疾病预防控制中心承认了新冠病毒的气溶胶传播途径。

在此背景下，中国疾病预防控制中心环境与健康相关产品安全所于2020年2月组织开展了新冠疫情相关的热点跟踪与应对技术研究工作，对国内外多个疫情暴发案例进行分析和梳理，并完成《病毒气溶胶传播与控制》一书。本书详细介绍了病毒气溶胶传播的概念及病毒气溶胶的产生方式、特征和影响因素，收集整理了多种病毒可能通过气溶胶传播的调查报告、新闻报道、公开发表的文献、数据库等信息，以循证的方法筛选出多种病毒通过气溶胶传播的经典案例，同时梳理了多种病毒经由气溶胶途径传播的科学证据，评估了新冠病毒通过气溶胶传播的风险等级，提出需要重点关注的场所及人群，最后提出了病毒气溶胶传播的防护措施建议。本书将有助于公众、研究者和决策制定者了解气溶胶相关知识和病毒气溶胶传播途径，为预防控制新冠病毒气溶胶传播提供研究基础和科学依据；同时，为保护人民健康提供精准防护建议，也为日后开展病毒防疫防控工作提供参考依据。

致　谢

　　本书在编写过程中得到中国疾病预防控制中心环境所施小明所长、王林书记、徐东群副所长、姚孝元副所长和沈婵书记的大力支持。中国疾病预防控制中心传染病所阚飙研究员和李振军研究员、中国疾病预防控制中心病毒病所刘军研究员、中国环境科学研究院马瑾研究员、北京大学要茂盛教授、清华大学赵彬教授、东南大学钱华教授、天津大学张腾飞教授和王灿教授、华北电力大学刘志坚教授、江苏省疾病预防控制中心丁震研究员、北京大学医学部王斌副研究员、北京航空航天大学申芳霞副教授和董兆敏副研究员、北京市疾病预防控制中心张代涛副主任技师和张奕副主任医师、大连市疾病预防控制中心周林主管技师等各位专家同仁，为本书的编写提供了悉心指导与帮助。中国疾病预防控制中心环境所消毒首席专家张流波研究员、潘力军研究员、沈瑾研究员、孙宗科研究员、张伟研究员、应波研究员、孙波研究员、顾雯副研究员、王姣副研究员等对本书内容进行了审阅，在此谨向他们表示衷心感谢。本书编者在撰写过程中力求准确，但鉴于新冠肺炎疫情发展迅速，病毒气溶胶扩散涉及案例和科学研究繁多，作者水平及撰写时间有限等因素，书中难免存有疏漏和不足，敬请国内外同仁批评指正。

编者

2021 年 12 月

中英文名词对照表

中文名	英文全称	英文缩写
新型冠状病毒	Severe Acute Respiratory Syndrome Coronavirus 2	SARS-CoV-2
新型冠状病毒肺炎	Corona Virus Disease 2019	COVID-19
世界卫生组织	World Health Organization	WHO
严重急性呼吸综合征	Severe Acute Respiratory Syndrome	SARS
中东呼吸综合征	Middle East Respiratory Syndrome	MERS
重症监护室	Intensive Care Unit	ICU
血管紧张素转换酶 2	Angiotensin-converting Enzyme 2	ACE2
人类冠状病毒 229E	Human Coronavirus-229E	HCoV-229E
半数组织培养感染剂量	Median Tissue Culture Infectious Dose	$TCID_{50}$
甲型流感病毒 H1N1 型	Influenza A virus H1N1	H1N1
甲型流感病毒 H3N2 型	Influenza A virus H3N2	H3N2
甲型流感病毒 H5N1 型	Influenza A virus H5N1	H5N1
计算流体动力学	Computational Fluid Dynamics	CFD
实时聚合酶链反应	Real-time Polymerase Chain Reaction	RT-PCR
空气传染隔离病房	Airborne Infection Isolation Room	AIIR
高效微粒空气过滤器	High Efficiency Particulate Air Filter	HEPA
定量实时聚合酶链反应	Quantitative Real-time Polymerase Chain Reaction	qRT-PCR
基本再生数	Basic reproduction number	R_0
生物安全一级实验室	Biosafety Level-1 Laboratory	BSL-1
生物安全二级实验室	Biosafety Level-2 Laboratory	BSL-2
生物安全三级实验室	Biosafety Level-3 Laboratory	BSL-3

目　录

第4章　病毒气溶胶传播重点场所及高风险人群

第5章　病毒气溶胶传播防护及应对措施

第 1 章

病毒气溶胶的概念、产生和危害

1.1 病毒气溶胶的概念

自然状态下的空气由混合气体、水蒸气和气溶胶（aerosol）组成[1]。气溶胶是固态或液态微粒悬浮在气体介质中的分散体系[2]。根据微粒的成分，气溶胶又可分为放射气溶胶、化学气溶胶和生物气溶胶。生物气溶胶是指悬浮于空气中且具有生物来源的一类气溶胶，包括植物性气溶胶（携带植物纤维、花粉和孢子等）、动物性气溶胶（携带动物皮屑等）和微生物气溶胶（携带细菌、真菌、病毒、芽孢等）。其中，病毒气溶胶（viral aerosol）是微生物气溶胶中的一种，具有传播速度快、危害巨大等特点，被人吸入后会对人体健康造成不良影响，导致呼吸系统疾病流行。常见的病毒气溶胶携带的病毒包括正黏病毒科、副黏病毒科、冠状病毒科、小 RNA 病毒科、腺病毒科、疱疹病毒科等，这些病毒都可经呼吸道感染。另外，某些肠道病毒也会通过呕吐或污水喷灌等方式形成病毒气溶胶，造成呼吸道感染（表 1-1）。

生物气溶胶粒径范围广，形态多不规则，化学组成复杂。不同类型的病原微生物大小各不相同。病毒的直径范围通常在 20 ~ 300 nm，其中新冠病毒和急性呼吸道综合征病毒的直径范围分别为 60 ~ 140 nm 和 75 ~ 160 nm[3]，细菌（0.5 ~ 10 μm）和真菌（0.5 ~ 30 μm）直径则更大。人在说话、咳嗽或打喷嚏时会产生飞沫（液滴）①，不同粒径的飞沫在环境中的存活时间差异较大，因此，在研究人体产生的病毒气溶胶时，区分颗粒的初始直径和蒸发后的直径十分重要。有许多研究用粒径大小来对气溶胶中的

①　在不同出版物中，"飞沫"与"液滴"表达意思相近，本书统一使用"飞沫"。

液态微粒进行分类。例如：①直径大于 20 μm 的大飞沫，遵循弹道轨迹（即主要受重力影响而下落）运动，因其粒径太大，无法遵循气流流线；②直径为 10 ~ 20 μm 的"中间颗粒"，在某种程度上兼具有小飞沫和大飞沫的某些特性，但沉降速度比小于 10 μm 的颗粒快，并且可能携带的病毒剂量小于大飞沫；③直径 5 ~ 10 μm 的小飞沫，有很强的气流跟随性，兼具短距离和长距离传输的能力。含病毒的飞沫呼出人体之后，经历蒸发、干燥、慢慢蜕变为被上皮细胞包裹的病毒微粒，由此产生的干燥粒子的专业术语称为"飞沫核"（droplet nuclei）[4]，其空气动力学直径通常小于 5 μm，在空气中悬浮时间较长，可跟随空气湍流漂移到远方[5]。

表1-1 呼吸道传播的病毒及其特性

病毒类型	形态	代表株	引发疾病
疱疹病毒科	有包膜，二十面体对称结构，直径 150 ~ 300 nm	水痘-带状疱疹病毒	水痘或带状疱疹
		人类疱疹病毒	传染性单核细胞增多症
副黏病毒科	有包膜，球状，直径 150 ~ 300 nm	副流感病毒	普通感冒
		麻疹病毒	麻疹
		腮腺炎病毒	流行性腮腺炎
		呼吸道合胞病毒	普通感冒
冠状病毒科	包膜上有柄形突起，球状或椭圆形，直径 60 ~ 220 nm	新型冠状病毒	新型冠状病毒肺炎
		严重急性呼吸综合征冠状病毒	严重急性呼吸道综合征
		中东呼吸综合征冠状病毒	中东呼吸综合征
布尼亚病毒科	有双层包膜，圆形颗粒，直径约 120 nm	汉坦病毒	肾综合征出血热
正黏病毒科	有包膜，圆形颗粒，直径约 100 nm；丝状或弯曲状颗粒，长度可达数千纳米	甲型流感病毒	人流行性感冒
		禽流感病毒	人禽流感

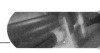

续表

病毒类型	形态	代表株	引发疾病
小 RNA 病毒科	无包膜，球形，直径 23 ～ 30 nm	柯萨奇病毒	手足口病
		鼻病毒	普通感冒
		埃可病毒	手足口病
披盖病毒科	有包膜，球形，直径 40 ～ 70 nm	风疹病毒	风疹
腺病毒科	无包膜，有核衣壳立体对称的二十面体结构，直径 70 ～ 100 nm	人腺病毒	呼吸道感染眼部感染肠胃炎

　　病毒传播存在多种途径（表 1–2）。病毒可通过近距离（一般小于 1 m）飞沫传播、长距离（一般大于 1 m）气溶胶传播、物体表面（媒介）接触传播、物体表面沉降后经重悬浮形成气溶胶传播以及接触传播等潜在途径感染易感者（图 1–1）。

　　目前认为，飞沫在空气悬浮过程中失去水分而剩下蛋白质和病原体组成的核，形成飞沫核，可以通过气溶胶的形式漂浮至远处，造成远距离的传播。目前有证据显示新冠病毒可以通过气溶胶传播[7]。

表1-2　病毒传播途径

传播途径		传播特性
接触传播	直接接触	病毒从感染者直接转移到被感染者
	间接接触	病毒通过被污染的中间物体从感染者转移至被感染者
空气传播	飞沫传播	近距离传播：被感染者通过感染者咳嗽、打喷嚏或呼吸喷出的飞沫感染
	气溶胶传播	远距离传播：病毒气溶胶从被感染者的呼吸道进入，沉积在呼吸道并引起感染

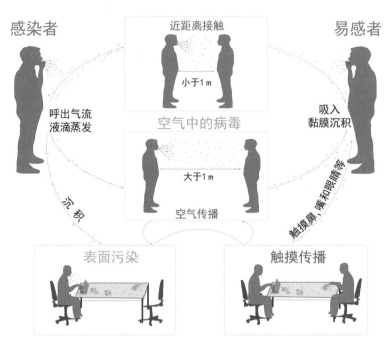

图1-1 病毒的传播方式示意图

1.2 病毒气溶胶的产生

在不同环境中产生的病毒气溶胶的剂量或风险见表1-3。

表1-3 病毒气溶胶在不同环境中的剂量或风险

气溶胶的产生	环境中剂量或风险	参考文献
病毒携带者	1个病毒携带者平均每小时可以呼出 2.2×10^2 个流感病毒基因片段（5 μm），最多时可以达到 2.6×10^5 个。对新冠病毒携带者呼出的气体冷凝物检测发现，携带者每小时可排出 $1.03 \times 10^5 \sim 2.25 \times 10^7$ 个病毒	[8] [9]
物体表面重悬浮	模拟步行时地面悬浮粉尘中流感病毒的垂直浓度梯度，结果表明，重悬浮的流感病毒浓度在离地面 1 m 处比在 2 m 处高出 40%	[10]

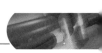

气溶胶的产生	环境中剂量或风险	参考文献
医疗场所及医疗操作	实施气管插管的医生和护士患 SARS 的风险更大，相对风险为 13.29，95% CI（2.99，59.04）；护理无创正压通气患者的护士感染 SARS 病毒的风险可能会增加，相对风险为 2.33，95% CI（0.25，21.76）	[11]
马桶冲水	受感染者每克粪便中可排出 1×10^{12} 个病毒颗粒，有可能通过受污染的手将病毒转移到浴室或厕所的表面	[12]
	每次马桶冲水可产生多达 1.45×10^{5} 个气溶胶颗粒，其中 99% 颗粒直径小于 5 μm	[13]
	冲水后，在浴室墙壁表面、地板、马桶座、马桶圈、冲水把手、浴缸、水槽和橱柜都发现了病毒，这表明通过马桶冲水雾化的微生物在空气中传播的时间足够长并沉积在环境和物品表面上。即使连续冲洗 7 次马桶，马桶内仍残留着可测量的病毒	[14]
污水管道逸出	污水中可以检出 6.55×10^{2} 个诺如病毒基因片段	[15]
空调通风播散	浴室排气扇格栅表面新冠病毒样本的荧光循环阈值为 37.9	[16]
实验室操作	当试验人员感染新城疫病毒 15 天后，血清中血凝抑制滴度相较于感染第 3 天时升高了 4 倍	[17]

注：CI，置信区间。

1.2.1　病毒携带者

病毒一般位于呼吸道黏膜表面的黏液中或呼吸道黏膜纤毛上皮细胞的碎片里[18]，病毒携带者在呼吸、说话或咳嗽时，病毒可随着黏液或渗出物一起被喷射到周围的空气中，并随气流流动被健康人群吸入，造成传播与感染。甲型流感病毒患者呼出的流感病毒 RNA 生成速率范围为每分钟 3.2 ～ 20 个流感病毒 RNA 颗粒，其中近 90% 的呼出颗粒直径小于 1 μm[19]，即大约 15 min 的呼吸产生的气溶胶中病毒数目即可达到甲型流感的感染剂量。如果受感染的患者通过呼吸、咳嗽或打喷嚏产生不同大小的感染性飞沫，那么在个体间通过短距离的大飞沫传播或空气中的小飞沫核传播都是可能的途径，如"美国某合唱团的超级传播事件"[20]。在该合唱团活动期间，在尽可能减少直接接触与近距离接触的情况下，参加活动的 61 名合唱团成员中有 53 人被诊断为新冠肺炎，可能是由这些小飞沫核造成的传播导致。

1.2.2 物体表面重悬浮

病毒随飞沫沉降在物体表面后仍可能受到扰动而再悬浮产生气溶胶并重新开始扩散、传输，进一步进行传播[6]。例如，我国武汉方舱医院的最新研究结果显示[21]，防护服更换室的气溶胶样本中检出新冠病毒核酸片段，这与医务人员在脱去防护服时载有病毒的气溶胶从防护服上重新悬浮到空气中有关。上海浦东新区禽类养殖场、交易市场的案板表面、笼具表面、禽粪便和地面等检出禽流感病毒阳性样本[22]。中国疾病预防控制中心病毒病预防控制所 1 月下旬从武汉华南海鲜市场的环境物体表面样本中检出了新冠病毒的核酸，10 月 17 日在青岛冷链食品外包装阳性样本中检测并分离到活病毒[23]，这些附着于物体表面的病毒可以通过人员活动或打扫清洁等行为重新悬浮，造成气溶胶传播。

1.2.3 医疗场所及医疗操作

医院的诊室、候诊大厅和病房等多为封闭或半封闭场所，无自然通风，属于病毒气溶胶传播的重要场所。我国某医院输液大厅采集的气溶胶样本中检测到的流感病毒与在该院发热门诊就诊患者咽拭子样本中检出的流感病毒高度同源，提示在医院环境中存在流感病毒的气溶胶传播[23]。定点收治 SARS 病毒感染患者的小汤山医院和中国人民解放军总医院第八医学中心（309 医院）病房内的空气样本中分离出一株具有活性的 SARS 病毒，在病房区、病房阳台、内走廊、排风扇和护士站五个地点的空气样本中均有 SARS 病毒检出，其中以排气口下风向的阳性率最高[24]。此外，因感染控制要求，SARS 患者病房与病区相对封闭不通风，存在经空调换气系统传播病毒的风险。

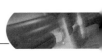

气管插管或切开后吸痰是临床抢救的常用方法。气管插管或气管切开术后，上呼吸道屏障功能及呼吸道的防御反射功能减弱，呼吸道的分泌作用增强，大量的痰液及分泌物积聚于下呼吸道，且含有大量病毒。吸痰器利用负压将痰液吸出的过程中，同时吸出了含有患者痰液及呼吸道分泌物的微小飞沫，在空气中形成气溶胶。因此，在吸痰过程中，吸痰器排出的气体对外界具有很强的传染性。此外，病房相对封闭的环境也为病毒的气溶胶传播创造了条件[24]。其他医疗操作如无创通气、心肺复苏、支气管镜操作、口腔科的检查与治疗和医生采集患者鼻咽拭子等均可能因病毒气溶胶传播引起医务人员感染。

1.2.4　马桶冲水

2020 年 2 月 13 日，中国疾病预防控制中心病毒病预防控制所研究团队从新冠肺炎确诊病例粪便标本中成功分离到了新冠病毒[25]，钟南山院士团队和李兰娟院士团队也发现粪便中确有活病毒的存在。2 月 22 日，钟南山院士团队从新冠肺炎患者尿液中也分离出了新冠病毒[26]。江苏省疾病预防控制中心丁震研究员及其团队对收治新冠病毒患者医院的隔离病房厕所和非厕所环境进行了抽样采样，在隔离病房的马桶表面检测出新冠病毒阳性[16]。这些都提示马桶冲水会导致气溶胶的产生，新冠病毒感染者或病毒携带者腹泻、呕吐以及洗澡过程可能将病毒排放到环境中，环卫人员在对马桶内粪便及呕吐物进行废物处置时，其感染风险增大[27]。近期在粪便和尿液中分离出新冠病毒具有重要的警示作用，提示马桶冲水时产生的气溶胶可能会增加感染病毒风险。

1.2.5　污水管道逸出

卫生间水池的下水道一般设计有 U 形弯头，在使用水池后，弯头内会存住一部分水，称为"水封"，水封有阻隔污水管道内气体反逸的作用。水封干涸时，存在污水管中的病毒以气溶胶形式向上传播扩散的可能性增加。例如广州某高层公寓的感染事件，同一栋楼 02 户型的三个家庭被感染（均为高层），甚至一户长期无人居住房间的卫生间污水管和水龙头表面样本新冠病毒核酸检测呈弱阳性，提示污水管道中新冠病毒可能通过气溶胶传播[28]。

1.2.6 空调通风系统播散

中央空调通风系统的管道联通室内各个房间，形成一个相对密封的空气通风循环系统，长期暴露加大了病毒通过空调通风系统引起气溶胶传播的风险。例如广州某餐馆的感染事件，被感染者均是与首发病例在同一层楼相邻就餐的顾客，涉及的三个家庭当时所处的位置正与空调平行，这可被看作是新冠病毒在空调通风系统中气溶胶传播的证据[29]。此外，新加坡学者在新冠肺炎患者隔离病房的排风扇上采集的样本新冠病毒核酸检测结果为阳性[30]，提示我们需警惕病毒通过空调通风系统引起气溶胶传播的风险。

1.2.7 实验室操作

生物实验室的实验操作过程也会产生气溶胶并导致感染。例如病毒悬液的离心、感染性病毒溶液混匀吹吸或受感染的实验动物打喷嚏等。例如，新城疫病毒的自然宿主是鸡、鸭和鹅等禽类，一般对人无致病性，偶尔可引起结膜炎。1964年，马来西亚某实验室一名此前从未操作过新城疫病毒的女实验员，在研磨了被新城疫病毒感染的病鸡组织标本后，出现结膜充血水肿、发热和淋巴结肿大等症状，就是研磨过程中产生含有病毒的气溶胶，随气流进入实验人员眼部所致[17]。

1.3 病毒气溶胶对人体健康的危害

病毒气溶胶对人类的影响随着社会的发展而改变，农村人口的城镇化引起城市人口快速增长，乘坐地铁、高铁或飞机出行的人群增多，这些变化使得城市中公共交通工具、学校、医院、商场等公共场所的人员密度增大，客观条件的变化使病毒气溶胶的传播机会相较以往大大增加。此外，随着人口

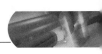

逐步老龄化，免疫力减退的人群也在增加，这类人群对病毒更易感、病死率更高。

气溶胶可进入人体呼吸系统，其微粒的大小和形状决定其进入人体呼吸系统后可到达的部位，且与其在呼吸道内的沉积、滞留和清除有关[31]。直径超过 20 μm 的飞沫（或颗粒物）沉积引发下呼吸道感染的可能性微乎其微。因为此类大颗粒更可能影响呼吸道上皮黏膜表面，或在到达下呼吸道之前被纤毛阻拦。粒径大于 10 μm 的飞沫（或颗粒物）沉降速度较快，在进入呼吸道的过程中可被鼻毛截留而黏附于鼻前庭，粒径在 5 ~ 10 μm 之间的飞沫（或颗粒物）主要停留在上呼吸道（鼻、咽、喉），粒径小于 5 μm 的飞沫（或颗粒物）可以进入肺部各级支气管乃至肺泡。颗粒物的粒径越小，进入呼吸道的部位越深，对人体的影响越大。由于正常人体的结膜、口腔、鼻腔中有大量的黏膜上皮细胞，当气溶胶中携带有冠状病毒的飞沫（或飞沫核）接触到黏膜组织，病毒与黏膜上皮细胞表面的血管紧张素转换酶 2 受体（ACE2）结合，穿透细胞膜进入细胞内，不断复制产生大量的下一代病毒，再释放到细胞外，侵犯周边细胞或者通过痰液排出体外进行传播。而粒径小的飞沫核则可进入深部的支气管、肺泡，在上皮细胞中快速繁殖，造成组织充血、水肿，引发肺炎。不同病毒科的病毒可结合的细胞表面的受体不同，并可在自然界不断变异，且不同个体感染相同病原体也会出现不同临床表现，除呼吸系统外病毒还可侵犯人体其他器官。当被感染者出现临床症状时，表明体内病毒滴度已达到高峰，此时药物治疗的效果往往不尽如人意，需患者依靠自身免疫系统抵御病毒的攻击。因此，预防病毒感染比治疗病毒感染更为重要。

病毒的气溶胶传播相较接触传播或粪—口传播等更为快速和隐匿，且目前尚无针对急性呼吸道病毒感染快速有效的可在临床大规模使用的靶向药物，只能通过患者自身免疫力和局部使用药物缓解症状。一旦呼吸道感染病毒发生大流行，会对个体健康、日常生活、经济发展等造成重大影响。因此加深对病毒气溶胶传播的认识，及时采取防护措施就显得尤为重要。

（丁培　李娜　毛怡心　唐宋）

第 2 章

病毒气溶胶的活性、传播特征和影响因素 →

2.1 病毒在气溶胶中的活性

2.1.1 病毒存活时间

微生物气溶胶的存活能力与其种类和粒径有很大关系，较小个体的细菌和病毒存活仅需少量水分和养分，在空气中存活的时间相对较长，且粒径越小，存活时间也越长[32]。病毒在空气中存活的时间取决于病毒的性质和它在空气中悬浮的介质、环境温度、相对湿度、大气成分、光照和辐射[33]。无脂质包膜的病毒通常在高相对湿度条件下（大于 50%）存活时间更长，如脊髓灰质炎病毒；但具有脂质包膜的病毒在低相对湿度条件下（小于 50%）存活时间更长，如流感病毒、拉沙热病毒和人类冠状病毒 229E（HCoV–229E）[34]。

2.1.1.1 *新冠病毒和 SARS 病毒*

新冠病毒气溶胶在室外开放环境中病毒浓度随着传输而被快速稀释，其活性也不断降低。美国国立卫生院首次直接对新冠病毒在不同介质中的活性进行了研究，并和与新冠病毒基因序列有 79.5% 相似度的 SARS 病毒进行了比较[35]。该研究使用液态气孔式气溶胶发生器和一种名为"Goldberg drum"的容器来创造一个含病毒气溶胶的环境，即通过模拟感染者咳嗽、打喷嚏先将病毒颗粒雾化，再让病毒颗粒在环境中停留一段时间后，测量其活性。结果表明，新冠病毒和 SARS 病毒在气溶胶中及不同物体表面的活性非常接近，在气溶胶状态下可以存活 3 h（温度 21 ~ 23 ℃，相对湿度 65%），在铜质表面可以存活 4 h，在硬纸板表面可以存活 24 h，在不锈钢和塑料（聚丙烯）表面可以存活 2 ~ 3 天（温度 21 ~ 23 ℃，相对湿度 40%）。雾化 3 h 后，

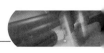

新冠病毒在气溶胶中的感染滴度由 $10^{3.5}$ TCID$_{50}$/L 下降至 $10^{2.7}$ TCID$_{50}$/L，相同条件下，SARS 病毒滴度减少量与新冠病毒相近，即由 $10^{4.3}$ TCID$_{50}$/L 下降至 $10^{3.5}$ TCID$_{50}$/L。

根据病毒滴度变化，用贝叶斯回归模型推算病毒的衰减速率，发现新冠病毒和 SARS 病毒在气溶胶中的半衰期十分相似，中位数为 1.1 ～ 1.2 h〔95% CI：新冠病毒（0.64，2.64）；SARS 病毒（0.78，2.43）〕。由于新冠病毒可以在气溶胶及物体表面存活数小时至数天不等，该研究表明新冠病毒存在通过气溶胶或物媒传播的风险 [35]。新冠病毒及 SARS 病毒在气溶胶中及不同物体表面的半衰期详见表 2-1。

表2-1　新冠病毒及SARS病毒在气溶胶中及不同物体表面的半衰期（95% CI）[35]

	新冠病毒半衰期（h）			SARS 病毒半衰期（h）			新冠病毒与 SARS 病毒半衰期差值（h）		
	中位数	2.5%	97.5%	中位数	2.5%	97.5%	中位数	2.5%	97.5%
气溶胶	1.09	0.64	2.64	1.18	0.78	2.43	−0.09	−1.35	1.39
铜	0.77	0.43	1.19	1.50	0.93	2.66	−0.74	−1.91	−0.03
硬纸板	3.46	2.34	5.00	0.59	0.32	1.21	2.85	1.58	4.41
不锈钢	5.63	4.59	6.86	4.16	3.30	5.22	1.46	0.001	2.96
塑料	6.81	5.62	8.17	7.55	6.29	9.04	−0.72	−2.64	1.16

2.1.1.2　人类冠状病毒 229E

对能引起普通感冒的人类冠状病毒 229E（HCoV-229E）的研究表明，在空气中的冠状病毒周围温度越高，失活越快，然而气溶胶里的病毒存活率和湿度的关系并不遵循这条简单的线性规律 [36]。在室温（20±1）℃下，相对湿度为（50±5）% 时，HCoV-229E 在气溶胶里存活的时间最长，半衰期为（67.33±8.24）h，到第 6 天仍可检测到 20% 的病毒有感染力；相对湿度为（30±5）% 时，半衰期为（26.76±6.21）h；相对湿度为（80±5）% 时，

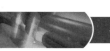

半衰期仅为（3.34±0.16）h，24 h 后气溶胶中便无法检测到有感染力的病毒。在低温（6±1）℃时，高湿（80±5）% 条件下，气溶胶中的 HCoV-229E 存活期相较于（20±1）℃时显著延长，半衰期为（86.01±5.28）h；而在相对湿度为（50±5）% 时，HCoV-229E 半衰期最长，为（102.53±9.38）h。

不同温度、相对湿度条件下病毒在气溶胶中的半衰期如表 2-2 所示。

表2-2 不同温度、相对湿度条件下病毒在气溶胶中的半衰期

病毒种类	温度（℃）	相对湿度（%）	半衰期（h）	参考文献
新冠病毒	22±1	65	1.09（中位数）	[35]
SARS 病毒	22±1	65	1.18（中位数）	[35]
HCoV-229E	20±1	30±5	26.76±6.21	[36]
	20±1	50±5	67.33±8.24	
	20±1	80±5	3.34±0.16	
	6±1	30±5	34.46±3.21	
	6±1	50±5	102.53±9.38	
	6±1	80±5	86.01±5.28	

2.1.1.3 流感病毒

流感病毒气溶胶可在空气中稳定存在较长时间。感染者每次打喷嚏可喷出 40000 个雾化飞沫，在沉降前可在空气中漂浮近 2 m 的距离，蒸发残余的飞沫核可在空气中存在 30 h 并导致成人和儿童出现严重的下呼吸道感染[37]。Guertler 等人[38] 的研究发现水中流感病毒颗粒的传染性取决于水的温度、pH 值、盐度以及紫外线辐射程度。在 4 ℃时，水中的流感病毒在 2 ～ 3 周后仍有 50% 的病毒颗粒具有感染性。Anice C. Lowen 等人[39] 将装有感染流感病毒的豚鼠和未感染的豚鼠的笼子放置在不同温度、相对湿度条件下，观测温度、相对湿度对于流感病毒传播的影响。研究发现相对湿度为 20% ～ 35% 以及温度为 5 ℃时最适宜流感病毒传播。

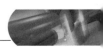

2.1.2 病毒存活率

不同病毒在气溶胶中的存活时间及存活率不尽相同，并且不同介质、温度及相对湿度等环境条件是影响病毒存活时间的关键因素。病毒在不同温度、相对湿度条件下在气溶胶中的存活率如表 2-3 所示。

表2-3 不同温度、相对湿度条件下病毒的存活率

病毒种类	温度（℃）	相对湿度（%）	时间（min）	存活率（%）	参考文献
人类冠状病毒（HCoV-229E）	20±1	30±5	15	87.0±2.5	[36]
	20±1	50±5	15	90.9±1.6	
	20±1	80±5	15	55.0±3.5	
	6±1	30±5	15	91.0±2.6	
	6±1	50±5	15	96.5±3.0	
	6±1	80±5	15	104.8±5.1	
MERS 病毒	25	79	60	63.5	[40]
	38	24	60	4.7	
	20	40	10	↓ 7	[41]
	20	70	10	↓ 89	
甲型流感病毒（H1N1）	20	40	10	↓ 95	[41]
	20	70	10	↓ 62	
	25	75	30	≈ 40	[42]
甲型流感病毒（H3N2）	25	75	90	50	[42]
禽流感病毒（H5N1）	25	75	30	≈ 40	[42]
附着于人类支气管上皮细胞的甲型流感病毒（H1N1+HBE ECM）	25±1	23 ~ 98	60	100	[43]

注：↓表示下降。

2.1.2.1 人类冠状病毒 229E

研究表明，在高湿条件下，温度越低，病毒存活率越高[5]。对于能引起普通感冒的 HCoV-229E 的研究表明，在室温（20±1）℃时，HCoV-229E 在气溶胶中存活率与相对湿度相关。低相对湿度（30±5）%时，在 15 min 后病毒存活率为 87%，在中相对湿度（50±5）%时为 91%，高相对湿度（80±5）%时则仅有 55%。然而在（6±1）℃时，尽管三个相对湿度水平的病毒存活率均升高，但与（20±1）℃时的情况正相反，高相对湿度时病毒存活率最高，达到了 100%。

2.1.2.2 MERS 病毒

澳大利亚格里菲斯大学使用液态气孔式气溶胶发生器产生 MERS 病毒气溶胶，测量其在不同环境条件下的活性[40]。结果表明，一般条件下（温度 25℃，相对湿度 79%），病毒表现出高度的稳定性和较强的生存能力，大约 63.5% 的微生物在气溶胶化 60 min 后仍然具有感染性。然而，在炎热和干燥条件下（温度 38℃，相对湿度 24%），MERS 病毒存活率急剧下降，60 min 以上存活率仅为 4.7%。美国一项研究表明，在室温（20℃）时，不同相对湿度条件下，MERS 病毒在气溶胶中的稳定性大不相同[41]：相对湿度为 40% 时，MERS病毒在 10 min 后存活率仅降低了 7%；当相对湿度为 70% 时，其存活率显著下降了 89%。

2.1.2.3 流感及禽流感病毒

相同气溶胶产生条件下流感病毒（H1N1）在气溶胶中的稳定性结果表明，温度为 20 ℃且相对湿度为 40% 及 70% 时，H1N1 在 10 min 后存活率分别下降了 95% 及 62%[41]。澳大利亚的一项研究表明[42]，温度 25 ℃、相对湿度 75% 时，H1N1 与禽流感病毒（H5N1）在环境空气中的灭活有着相近的趋势，即大约 60% 的病毒在最初的 30 min 快速灭活，尽管 H1N1 相较于 H5N1 显示出稍快的灭活速度，然而二者的差异无显著性统计学意义；但是 H3N2 却比其他亚型更加稳定，即使 90 min 之后，仍有约 50% 的存活率。

美国匹兹堡大学医学院通过湿度控制舱，研究了相对湿度对悬浮气溶

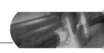

胶和飞沫中 H1N1 病毒稳定性的影响[43]，结果表明，在细气溶胶及飞沫状态下〔（25±1）℃，相对湿度 23% ～ 98%〕，1 h 后附着在人类支气管上皮细胞的病毒（H1N1/HBE）都仍保持相同的感染能力，这也是首次发现流感病毒在如此广泛的相对湿度范围内的气溶胶中保持高度稳定性和传染性。呼吸道上皮细胞可能脱落并成为病毒离开人体的载体，为病毒保持活性提供条件。

2.1.3　病毒的灭活

《新型冠状病毒肺炎诊疗方案（试行第七版）》指出，新冠病毒与蝙蝠 SARS 病毒同源性达到 85% 以上，病毒对紫外线和热敏感，处于 56 ℃环境 30 min、乙醚、75% 乙醇、含氯消毒液、过氧乙酸和氯仿等脂溶剂均可有效灭活病毒[44]。WHO 推荐酒精类洗手液用于手部消毒（配方Ⅰ：85% 乙醇，配方Ⅱ：75% 异丙醇），瑞士病毒免疫所使用不同浓度的 WHO 推荐配方及市售的酒精类产品进行了首个新冠病毒灭活研究（暴露时间为 30 s），发现新冠病毒可以被所测试的所有酒精类消毒产品灭活，高浓度异丙醇具有明显的细胞毒性，即便是浓度低至 30% 的乙醇或异丙醇，也可在 30 s 内灭活新冠病毒[45]。除新冠病毒外，该研究同时还比较了 WHO 推荐配方对其他冠状病毒的灭活效果，如 MERS 病毒、SARS 病毒、牛冠状病毒（常用来代替高致病性人类冠状病毒），结果表明，乙醇浓度为 40% ～ 80% 时显示出有效的灭活效果，而异丙醇在低浓度时就显现出比乙醇更加有效的灭活效果，即在浓度为 30% 时便可以完全灭活（衰减系数大于等于 5.9）。回归分析表明，新冠病毒在 WHO 配方Ⅱ中的灭活曲线介于 SARS 病毒、牛冠状病毒及 MERS 病毒之间。此外，该团队早期研究表明，H1N1 可以被浓度为 60% 的乙醇及 40% 的异丙醇灭活[46]。

香港大学的研究表明新冠病毒对消毒剂敏感。该研究测试了家用漂白剂（类似 84 消毒液，有效成分为 5.25% 次氯酸钠，按照 1：49 或 1：99 稀释）、肥皂水（1：49）、乙醇（70%）、碘伏（7.5%）、氯二甲酚（0.05%，滴露有效成分）、氯己定（0.05%，洗必泰有效成分）、苯扎氯铵（0.1%，洁尔灭有

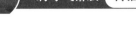

效成分）等对新冠病毒的灭活效果。结果表明，室温下，除了肥皂水处理 5 min 的 3 个样本中只有 1 个显示阳性外，其他均为阴性 [47]。

中国疾病预防控制中心病毒病预防控制所的研究表明，加热和紫外线照射可以有效灭活 SARS 病毒 [48]。在 4 ℃、20 ℃（室温）、37 ℃时，培养基中的 SARS 病毒可以稳定存活至少 2 h 而不会显著地改变其传染力；而在 56 ℃、67 ℃、75 ℃时，病毒分别在 90 min、60 min、30 min 后失去传染力。在紫外线（波长 260 nm）辐射下，培养基中的 SARS 病毒的传染力在暴露 15 min 后便开始下降，60 min 后便无法检出。此外，军事医学科学院卫生学环境医学研究所采用次氯酸钠和二氧化氯消毒污水中的 SARS 病毒以观察病毒灭活效果。结果表明，SARS 病毒在污水中对消毒剂的抵抗力比大肠埃希菌及 f_2 噬菌体都低，在相同加氯量或余氯量情况下，氯制剂对 SARS 病毒的灭活效果优于二氧化氯。当污水中加氯量为 20 mg/L 时（游离余氯量基本保持在 0.5 mg/L），消毒 1 min 以上即可完全灭活 SARS 病毒；二氧化氯加入量为 40 mg/L 时（游离余氯量为 2.19 mg/L），消毒 5 min 以上可以保证完全灭活污水中的 SARS 病毒 [49]。

2.2　病毒气溶胶的传播动力学特征

2.2.1　沉降速率

气溶胶在空气中的传播速度取决于其粒径大小及空气流速。根据斯托克斯定律（Stokes law）[50]，流体对气溶胶的拉曳力与粒径成正比，而重力与粒径的 3 次方成正比，气溶胶在静止空气中的沉降速率与其半径的平方成正比，随着粒径减小，流体拉曳力对气溶胶的流动影响越来越大。80 μm 以下的飞沫在空气中可快速蒸发形成飞沫核，通常粒径小于 5 μm，其沉降速率小于 3 mm/s，可以稳定悬浮于空气中，随气流（如空调吹出的风）流动散布在空气中，或受扰动从表面再悬浮于空气中 [51]。不同粒径的微生物如病毒（0.02 ~ 0.30 μm）、细菌（0.5 ~ 5 μm）、真菌（1 ~ 100 μm）等在室内环境中的沉降时间有着数量级的差别，释放高度为 2 m 时，真菌孢子不到 10 s 便

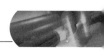

可沉降到地面，而病毒颗粒则需要近 3 个月 [52]。当存在明显的交叉流动时，实际的悬浮时间会长得多，这种交叉流动在医疗环境中经常出现，如开门、移动床和设备及人员走动等。相反，即使是较小的飞沫核，如果遇到一个明显的下降气流（例如，通过天花板通风口的送风气流），悬浮时间也会大大减少。此外，不同粒径颗粒的气道穿透程度也取决于流速 [6]。

研究表明，武汉方舱医院采集的气溶胶样本中新冠病毒的粒径分布存在两个明显不同的浓度峰值，一个是以空气动力学直径为 0.25 ~ 1.0 μm 的颗粒为主的亚微米区域，另一个为所含颗粒直径大于 2.5 μm 的区域，表明气溶胶形成的方式可能不同 [21]。此外，该研究在武汉大学人民医院重症监护病房中两个不同采样点采集了 7 天气溶胶沉降样本（有效沉降面积为 43 cm^2），经计算，新冠病毒的沉降速率分别为 31 copies/（m^2·h）和 113 copies/（m^2·h）。造成此差异的原因在于采样位置的不同，沉降速率较高的采样点位于房间中距离病床约 3 m 的无遮挡区域，而沉降速率较低的采样点距离病床约 2 m 且上方有医疗仪器，这可能阻碍了病毒气溶胶的沉降途径。

美国一家医院急诊科采集的气溶胶样本表明，46% 的流感病毒粒径大于 4 μm，49% 介于 1 ~ 4 μm，4% 小于 1 μm，即超过 53% 的流感病毒颗粒可进入呼吸道 [53]。举例说明，在静止空气中，空气动力学直径为 4 μm 的颗粒物从 1 m 高度沉降需要 33 min，而 1 μm 的颗粒物则需要 8 h，且房间中空气的混合及扰动可以使这些颗粒物再悬浮，从而延长悬浮时间 [54]。因此，就流感病毒气溶胶而言，因其粒径足够小，可以在空气中悬浮很长时间并扩散到整个房间，这为流感病毒可以通过空气或气溶胶传播提供了证据。

2.2.2　传播距离

由于气溶胶在静止的空气中沉降非常缓慢，它们很容易被空气的混合及扰动带到较远距离，这可能会导致远距离感染。研究表明，无论通过何种雾化方式，病毒都可以通过室内、室外和邮轮的气流传播到相当远的地方。飞沫传播距离一般小于 1 m，而大于 1 m 的传播距离可认为存在气溶胶传播 [5]。气溶胶传播主要依靠飞沫核，由于飞沫核可以长时间飘浮在空气中，

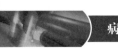

其传播距离能达到数十米，乃至数百米，远远超过飞沫的传播距离，增加了无接触传播的风险。

2.2.2.1 新冠病毒

军事科学院军事医学研究院团队首次在武汉火神山医院内开展新冠病毒气溶胶与物体表面空间分布规律的研究表明，在收治确诊患者的 ICU 及普通病房内，新冠病毒核酸广泛分布于空气中和物体表面，且 ICU 内环境污染程度高于普通病房。此外，新冠病毒气溶胶在普通病房内的分布特征表明，其最远传播距离可达 4 m[55]。香港大学通过使用全尺寸人体模型实验室模拟和计算流体动力学（Computational Fluid Dynamics，CFD），发现近距离暴露混合了大飞沫途径和短距离空气暴露，暴露受距离、湿度、通风和呼吸方式的影响，结果表明 1.5 m 内空气暴露量显著增加。在呼气后 50 s，大部分飞沫核可抵达人体模型（2.5 m 距离）[56]。此外，有研究利用物理模型模拟分析新冠病毒经空气传播的可能性，发现即便是打喷嚏产生的最大飞沫也可以在空气中悬浮 10 min，这足够其传播至房间远端。从空气动力学角度来说，无法认同在同一个房间长时间相处的人们仅保持 6 英尺（2 m）的社交距离即可有效阻止病毒传播。含有病毒的飞沫在空气中通过对流移动，房间内的对流模式非常复杂，取决于空调（散热器）及其位置、窗户、房间里的所有物品以及人四处走动所产生的涡旋。空气中现存的涡旋可以使远离飞沫源（大于 2 m）的位置也存在危险，这个结论适用于会议室、办公场所、超市、百货商店、交通工具等[57, 58]。如广东某高层公寓，同一栋楼 02 户型的 3 个家庭感染，最低层的家庭与最高层的家庭之间相差了 12 层楼高。

2.2.2.2 SARS 病毒

如果病毒气溶胶进入通风管道，那么其传送距离必然会更远。在 SARS 疫情期间，香港淘大花园曾发生过疫情集中暴发的情况，香港大学通过研究该社区 SARS 病例的时间和空间分布与用空气动力学建模的病毒气溶胶的三维传播之间的相关性，印证了带有病毒的排泄物从上百米高的污水管道中下落，与气流相互作用形成一个雾化过程[59]。这些雾滴通过 8 楼的管道裂缝和几家住户家中没有被水封好的 U 形管逃逸，以气溶胶形式扩散并造成感染，

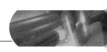

从而表明 SARS 病毒气溶胶可以通过管道在整栋楼乃至整个社区内传播。

2.2.2.3　甲型流感病毒

很多流感防控指导方案遵循"3 英尺法则"，即飞沫传播距离不会超过 3 英尺（91 cm）。甲型流感（H3N2）的豚鼠模型研究发现，即使中间存在物理阻挡或相距 91 cm 干预距离，2 个笼子中的豚鼠仍然可以被感染，表明除了接触传播外，同时存在飞沫或气溶胶传播途径。当感染与未感染的豚鼠相对位置互换时，感染未发生，表明传播取决于房间内气流的方向。用"3 英尺法则"来分辨大飞沫传播与气溶胶传播存在一定争议，感染了甲型流感的豚鼠有无临床症状取决于其品种：哈特利品种无症状，而近交系的 13 只豚鼠则出现体重降低、脱毛、乏力、体温过低等症状，但是无咳嗽及打喷嚏症状，这就排除了大飞沫传染的可能性[60]。同样利用 H3N2 的豚鼠模型，该团队的另一项研究则提供了更加强有力的实验证据，即相距 107 cm 的 2 个笼子中的豚鼠仍然可以被感染，但均无症状，而小飞沫会在极短时间内蒸发干形成飞沫核，超过一定距离就可能是气溶胶传播。所以，上风向及远距离传播表明小飞沫或飞沫核在该甲型流感的豚鼠模型传播中起至关重要的作用，这是呼吸导致的气溶胶传播模式的有力证据。

2.2.2.4　马流感病毒

2007 年澳大利亚暴发马流感，一项研究利用精确属性边界地图结合气象数据（风玫瑰图），对马流感在昆士兰地区涉及 437 个马场（总面积为 293.8 km^2）的传播模式和机制进行了分析，结果表明马流感可以经气溶胶方式传播至远处[61]。该研究的时间范围为 2007 年 9 月 6 日至 11 月 29 日，前 3 周马流感在该地区的传播较慢，仅有 9 个马场出现感染病例，在接下来的几周内受感染的马场显著增加。这些被感染的马场平均距离为（0.85 ± 0.5）km，除了第 5 周（12.9 km）受感染的马场，其他马场距离均在 5 km 之内，81.2% 新增被感染的马场位于先前发生马流感马场的 1km 距离范围内。在马流感流行第 5 周之后，以较短距离传播为主，中位数小于 0.5 km。

该研究对马流感如何在不同马场间传播进行了深入探讨。首先，由于 81% 的新增被感染马场与已感染马场不相邻，但仍发现很多马被感染，这表

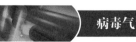

明传播途径可能不是通过马—马接触及飞沫传播，因为这两种传播方式的机制仅仅局限于短距离传播（小于 1 m）。此外，在马场经营处于停顿状态 2 周后，该地区仍出现新增感染的马场，仅通过马的运动直接接触传播不足以解释该现象。其次，在没有接触及飞沫传播的情况下，马流感在马场之间的传播机制被锁定在气溶胶传播或通过人、物体表面等造成感染的间接传播。马流感疫情开始时，相关部门通过各种宣传方式对马场主进行指导，隔离政策执行很到位，从而将通过接触物体表面病毒颗粒引起间接传播的可能性降为最低。2007 年 9 月 29 日至 11 月 6 日期间，有 52 个马场的 454 匹马接受了疫苗接种，此后这些马场中仅有 3 个出现感染，发病日期估计为第 1 次疫苗接种后的第 1、9 和 13 天，由于这与马流感的潜伏期（2 ~ 5 天）不匹配，表明马流感不大可能是通过接种疫苗的工作人员或设备进行传播的。排除通过人或物造成的间接传播后，马流感通过气溶胶传播成为最大的可能，而对被感染马场群组的时空分布分析印证了这一观点。结果发现，新增被感染马场位于先前被感染马场的西部及南部，在此期间的主导风向为东风或东北风(下午 3 点)，早上的风向虽然多变但仍以东风及东南风为主，但风力（2.7 ± 3.7）km/h 却远远小于下午（9.5 ± 9.1）km/h；未发现此期间的相对湿度与新增感染马场的数量相关。

综上所述，在马流感流行期间，东风为该地区的主导风向，而这与马流感在马场间自东向西传播相一致，主导风向成为马流感通过气溶胶传播的有力证据，说明马流感通过气溶胶可以传播 1 ~ 2 km。

2.3　影响病毒气溶胶传播的主要因素

影响病毒气溶胶传播的因素有很多，包括病毒自身特征、环境条件和室内人员活动情况等。

2.3.1　病毒自身特征

不同种类的致病微生物粒径大小不同，病毒因粒径较小仅需少量水分和

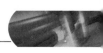

养分即可在空气中存活较长时间，很多病毒颗粒的传播距离和在空气中停留的时间要远远超过比它粒径大的细菌和真菌孢子[52]。

2.3.2　环境条件

当含病毒飞沫离开人体后，其内含的水分在室内运动过程中迅速蒸发，形成飞沫核散布至远处。气溶胶在传输过程中，由于积聚、凝结、碰并、化学反应和吸湿等作用而发生变化，最终通过沉降被清除[62]。气溶胶在大气中的滞留时间（寿命）主要取决于其沉降速度与去除方式的综合作用。对于室内空气环境，通风稀释对于降低病毒气溶胶浓度至关重要。相对湿度高的空气吸收水蒸气的能力较低，可以显著延缓飞沫的蒸发过程[63]，所以当环境的空气相对湿度高于界定值后，同一粒径飞沫的飞沫核直径与初始飞沫直径之比随相对湿度的增大而增大，故而形成飞沫核的时间变长[32]。室内通风条件也会对病毒气溶胶传播产生影响，广州一男性独自在厨房内对已宰杀除毛的光鸡进行斩断切割时未开排气扇、未开窗通风，此后被确诊为 H7N9 禽流感病毒感染。导致该患者感染的病鸡是其妻子当日在活禽市场购买并要求摊主现场宰杀除毛后带回家中的，二人与病鸡均有接触但只有男性发病，这与该男子在通风不良的环境中砍切病鸡使其表面病毒悬浮至空气中形成气溶胶并被吸入有关[64]。病毒气溶胶的传播还与环境温度、季节和日照有关：流感病毒在 5 ℃的环境条件下比在 20 ℃时更易发生传播[65]；连续 4 年对儿童呼吸道人类博卡病毒的监测结果表明，该病毒在患儿分泌物中的检出率在夏秋季高于冬春季，并与各月日照有效时间呈低度正相关[66]；研究表明在高温和潮湿的环境中，新冠病毒的传播速度会明显减弱，但从罗超等人[67]的研究结果看，新冠病毒在温暖湿润的环境中传播能力并没有减弱的迹象，仍可发生集群式传播。中国疾病预防控制中心环境与健康相关产品安全所研究团队近日对室内封闭空间内温湿度对病毒气溶胶颗粒的影响开展了模拟实验。研究使用新冠病毒假病毒进行气溶胶发生，模拟一次喷嚏行为产生的气溶胶。研究发现随着时间的增加，小粒径气溶胶颗粒（小于 1 μm）的沉降速度显著低于大粒径气溶胶颗粒（大于等于 1 μm），2 h 后仍有超过 60% 小粒径气溶胶颗粒物悬浮在空气中。环境中湿度较高时，假病毒气溶胶中病毒载量的衰减相比低湿度情况下更为显著，而温度对假病毒气溶胶的病毒载量影响不显著。研究结果提示了调整环境湿度可能对于控制病毒气溶胶的传播具有一定作用。目前研究结果尚未发表。

2.3.3 室内人员活动情况

在人员密集的室内环境中，室内卫生状况、人员数量、活动方式、空气流通情况等与病毒气溶胶传播密切有关[68]。如果室内环境相对封闭，室内人员较多，一旦有感染者身处其中，病毒在感染者肺部和上呼吸道积聚（图2-1A），通过日常活动（如咳嗽、打喷嚏、说话或呕吐等）排出体外传播到附近环境（图2-1B），从感染者口和鼻排出的病毒微粒通常留存在手上（图2-1C），并且可扩散到接触的物品，如电脑、眼镜、水龙头和台面等（图2-1D）。健康者暴露于该环境中可能因病毒气溶胶传播而导致感染。

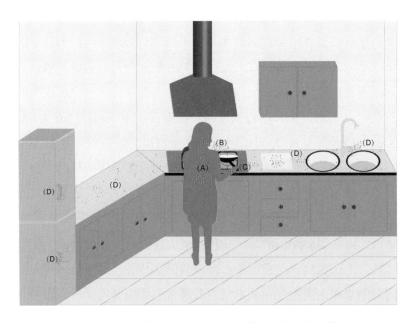

图2-1　病毒感染者在室内活动时可能引起的气溶胶传播

（李娜　丁培　庄思琪　唐宋）

病毒气溶胶传播的案例分析

多种病毒可通过气溶胶进行传播，导致感染。但关于新冠病毒是否通过气溶胶途径传播，各国政府及国际组织持不同意见。新冠疫情早期，除中国外，大部分国家及组织对于新冠病毒的气溶胶传播方式持否定态度。但随着科学研究及报道越来越多，包括美国、WHO 等在内的多个国家、地区或国际组织，在关于新冠病毒传播的指南中均提及了气溶胶传播，并重点提示居民应采取控制社交距离、减少密切接触和注意个人卫生等防护措施。我国早在 2020 年 2 月份公布的《新型冠状病毒肺炎诊疗方案（试行第六版）》中即提出了在相对封闭的环境中长时间暴露于高浓度气溶胶情况下存在经气溶胶传播的可能性。

本章汇总了自 2019 年 12 月我国新冠疫情暴发以来，新冠病毒可能经气溶胶途径传播的相关研究、案例和报道，并结合其他多种病毒气溶胶传播的经典案例和相关研究，分析梳理了病毒通过气溶胶途径传播的科学证据，以期为我国和全球开展新冠疫情防控提供坚实基础。归纳整理出的多种病毒气溶胶传播经典案例见表 3-1。

表3-1　病毒气溶胶传播案例一览表

病毒	场所类型	具体场所	案例/事件名称	暴发时间（年/月/日）	发生地点
新冠	营业场所	海鲜市场	华南海鲜市场	2019/12/16	中国湖北
新冠	营业场所	百货大楼	天津宝坻某百货大楼	2020/1/21	中国天津
新冠	营业场所	餐厅	广州餐厅	2020/1/24	中国广东

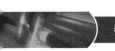

续表

病毒	场所类型	具体场所	案例/事件名称	暴发时间（年/月/日）	发生地点
新冠	交通场所	大巴车	浙江宁波大巴车	2020/1/19	中国浙江
新冠	交通场所	大巴车	湖南省某大巴车	2020/1/22	中国湖南
新冠	交通场所	邮轮	钻石公主号邮轮	2020/2/1	日本横滨
新冠	家庭场所	居民楼	广州高层公寓	2020/1/30	中国广东
新冠	司法场所	监狱	浙江十里丰监狱	2020/1/29	中国浙江
新冠	司法场所	监狱	山东任城监狱	2020/2/12	中国山东
新冠	司法场所	监狱	武汉女子监狱	2020/2/21	中国湖北
新冠	司法场所	监狱	美国纽约监狱	2020/3/17	美国纽约
新冠	医疗场所	养老院	武汉某养老院	2020/2/5	中国湖北
新冠	医疗场所	医院	大南医院精神病房	2020/2/26	韩国清道郡
新冠	医疗场所	疗养院	韩国庆尚北道疗养院	2020/3/4	韩国奉化郡
新冠	公共场所	教堂	美国合唱团	2020/3/10	美国华盛顿州
新冠	办公场所	办公大楼	首尔市韩国大厦	2020/3/23	韩国首尔
SARS	家庭场所	居民楼	香港淘大花园	2003/3	中国香港
SARS	医疗场所	医院	威尔斯亲王医院	2003/3	中国香港
SARS	医疗场所	医院	人民医院感染封院	2003/4	中国北京
MERS	医疗场所	医院	平泽圣母医院	2015/5	韩国平泽
流感	交通场所	飞机	阿拉斯加航空飞机	1977/3/14	美国阿拉斯加
流感	军事场所	军队	美国海军基地	1986/10/10	美国佛罗里达州
流感	医疗场所	医院	威尔斯亲王医院	2008/4	中国香港
诺如	教育场所	学校	丽水市某小学	2009/3	中国浙江
诺如	教育场所	学校	英国学校	2001/6/25	英国
诺如	教育场所	幼儿园	桂林市某幼儿园	2019/4	中国广西
埃博拉	医疗场所	医院	美国首例埃博拉感染	2014/9/25	美国得克萨斯州

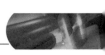

3.1 新冠病毒

2020 年 3 月 3 日，中华人民共和国国家卫生健康委员会在官网发布了《新型冠状病毒肺炎诊疗方案（试行第七版）》[44]，第七版诊疗方案中明确了经呼吸道飞沫和密切接触传播是新冠病毒主要的传播途径；在相对封闭的环境中长时间暴露于高浓度气溶胶情况下存在经气溶胶传播的可能。

多项研究在各种介质中检测到新冠病毒，具体内容见表 3-2。新冠病毒存在于感染者的呼吸道分泌物、粪便及尿液等人体分泌物或排泄物中[69]。呼吸道分泌物可通过咳嗽、气管插管[24]等操作雾化产生气溶胶，粪便和尿液可通过冲刷排泄物产生含有病毒的气溶胶[28]。2020 年 2 月 27 日，吉林大学第一医院[70]团队通过采集其医院隔离病房、发热门诊、导诊台等处空气、物体表面、门把手等样本，以及密切接触新冠患者的医护人员样本，使用实时聚合酶链反应（RT-PCR）对样本中的新冠病毒核酸进行了检测，结果在病房内空气以及护士站内物体表面均检测到新冠病毒核酸阳性，这在武汉方舱医院内的空气检测结果中得到再次证实[21]。武汉方舱医院的卫生间及 ICU 病房的空气样本中检出新冠病毒核酸阳性。北京大学要茂盛课题组和北京市朝阳区疾病预防控制中心合作，招募了近 60 名新冠肺炎患者（境外输入病例和北京本土病例），15 名健康人员以及部分非新冠呼吸系统疾病感染人员，收集了这些人员的呼出气冷凝液，通过 RT-PCR 发现早期新冠肺炎患者通过呼吸排放大量新冠病毒，每小时排放量高达几百万个（$1.03 \times 10^5 \sim 2.25 \times 10^7$），新冠肺炎患者呼出气的新冠病毒阳性率高达 27%（总样本量 n=52），而新冠肺炎患者的所处环境相关物体表面的阳性率为 5.4%（总样本量 n=242）。此外，该团队对医疗环境、隔离酒店环境空气中的新冠病毒也做了检测，在部分样本如卫生间空气中也发现了新冠病毒，病毒最高浓度达每立方米 6×10^3 个[71]。Chia 等人对住院患者周围空气和物体表面的样本检测也发现，尽管空气传染隔离病房（AIIR）每小时进行 12 次换气，其空气样本亦检出新冠病毒核酸阳性，总浓度范围为 $1.84 \times 10^3 \sim 3.38 \times 10^3$ RNA copies/m³，其粒径范围集中于大于 4 μm 和 1 ~ 4 μm 两个范围[72]。新加坡国家传染病中心 2020 年 3 月 4 日发表的研究表示[30]，在新加坡新冠疫情应急中心，对 3 名患者的感染隔离室（每小时进行 12 次空气交换）、休息室和浴室等 26 个地点采集了地面环境样本，15 个房间（采样点包括排气扇）中有 13 个（87%）为阳性结果，5 个厕所（采样点包括马桶、水槽和门把手）中有 3 个（60%）为阳性结果。南京第二医院新冠肺炎患者隔离室的环境样本检测也发现浴室天花板排气百叶窗样本阳性和 1 个医院走廊空气样本弱阳性[16]。患者厕所中粪便气溶胶含有新冠病毒，检测卫生间排气百叶窗附近的气溶胶表明浴室中可能存在细小的空气悬浮微粒，这些微粒有三种可能的来源，即患者在使用浴室时呼出的气体、冲厕时粪便和尿液产生的气溶胶以及从患者长时间所处隔间进入浴室的空气颗粒。火神山医院的研究人员发现[55]，ICU 病房的病毒污染比普通病房更严重，病毒广泛分布在地板、电脑鼠标、垃圾桶和病床扶手上，并在距离患者 4 m 的空气中检测到病毒核酸的存在。中国疾病预防控制中心工作人员使用荧光示踪物现场模拟北京新发地市场新冠病毒传播，在模拟行为结束 2 h 后仍采集到含有荧光示踪物的气溶胶样本，提示有气溶胶传播的风险。

美国国立卫生院[35]首次直接对新冠病毒在不同介质中的活性进行了研究，模拟感染者咳嗽、打喷嚏将病毒颗粒雾化，再让病毒颗粒在环境中停留一段时间后，发现新冠病毒在气溶胶中可以存活 3 h（温度 21 ~ 23 ℃，相对湿度 65%）。另一项研究发现，新冠病毒可在可吸入大小（空气动力学直径约 2 μm）的气溶胶中保持长达 16 h 的传染性和病毒体完整性〔温度（23±2）℃，相对湿度（53±11）% 的实验室条件下〕[73]。此外，有研究在气溶胶中检测到活病毒[74]。动物实验表明，新冠病毒可通过非直接接触导致感染[75]。不同介质检出新冠病毒阳性情况见表 3-2。

表3-2 不同介质检出新冠病毒阳性一览表

检出病毒阳性存在介质	时间（年/月/日）	文献来源	备注
空气	2020/3/10	Nature[21]	ICU 内的沉降样本、方舱患者卫生间空气
空气	2020/4/18	Environ Res[76]	意大利北部疫情暴发区的室外空气颗粒物中检测到新冠病毒核酸

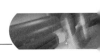

续表

检出病毒阳性存在介质	时间（年/月/日）	文献来源	备注
空气	2020/4/13	Emerg Infect Dis[73]	病毒可在气溶胶中悬浮 16 h 且保持传染能力
空气、物体表面	2020/1/30	Ann Intern Med[28]	卫生间污水管道
空气、物体表面	2020/2/27	MedRxiv[70]	ICU 空气和护士站内物体表面
空气、物体表面	2020/3/10	NEJM[35]	新冠病毒在气溶胶中可存活至少 3 h，在塑料、不锈钢表面存活 2～3 天
空气、物体表面	2020/4/10	Emerg Infect Dis[55]	病毒广泛分布在地板、电脑鼠标、垃圾桶和病床扶手上，并在距离患者 4 m 的空气中检测到病毒核酸的存在
空气	2020/8/28	Clin Infect Dis[71]	卫生间空气样本
交通工具内空气	2020/10/5	J HAZARD MATER[77]	公共交通大巴车内空气样本
粪便	2020/1/30	NEJM[78]	美国首例确诊病例样本
口咽拭子	2020/2/5	Int J Infect[69]	同时检测粪便标本，但粪便未检出
口咽拭子、尿液、肛拭子	2020/2/21	J Med Virol[79]	均检测到病毒阳性
唾液、尿液、消化道	2020/2/28	NEJM[80]	均检测到病毒阳性
物体表面	2020/3/4	JAMA[30]	房间、排气扇、马桶、水槽、门把手
冷链食品外包装	2020/10/17	中国疾病预防控制中心网站[23]	67 万份冷链食品及包装样本中，22 份食品及包装中检出新冠病毒核酸阳性

在新冠疫情暴发事件中，包含最初在中国出现群体暴发的华南海鲜市场事件，以及后续的广东某高层公寓 02 户型污水管道传播感染事件、宁波大巴车集中感染事件、山东任城监狱事件，还有美国华盛顿某合唱团排练活动

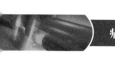

的超级感染事件、钻石公主号邮轮事件、韩国首尔呼叫中心事件和美国纽约监狱事件等案例，均不能排除气溶胶传播导致的感染。为了解气溶胶传播是否在已有的疫情暴发案例中出现，我们对疫情的大型暴发案例进行了汇总（表3-3）。按照目前已有的流行病学资料，并未有明确病例是气溶胶传播导致的感染，但需要评价可能引起气溶胶传播的场所。在该类型场所长时间暴露于病毒气溶胶下，存在感染的可能。

表3-3 可能存在新冠病毒气溶胶传播的暴发案例一览表

	时间 （年/月/日）	场所类型	案例/事件名称	发生地点	确诊 人数	事件 状态
国内	2019/12/16	营业场所	华南海鲜市场	中国湖北	首批 28	已结束
	2020/1/21	营业场所	天津宝坻某百货大楼[82]	中国天津	43	已结束
	2020/1/24	营业场所	广州餐厅[29]	中国广东	10	已结束
	2020/1/19	交通场所	浙江宁波大巴车[83,98]	中国浙江	32	已结束
	2020/1/22	交通场所	湖南省某大巴车[58]	中国湖南	8	已结束
	2020/1/30	家庭场所	广州高层公寓[28]	中国广东	9	已结束
	2020/1/29	司法场所	浙江十里丰监狱[84]	中国浙江	36	已结束
	2020/2/12	司法场所	山东任城监狱[85]	中国山东	207	已结束
	2020/2/21	司法场所	武汉女子监狱[86]	中国湖北	279	已结束
	2020/2/5	医疗场所	武汉某养老院[87]	中国湖北	30	已结束
国外	2020/2/1	交通场所	钻石公主号邮轮[81]	日本横滨	712	已结束
	2020/3/1	交通场所	越南 VN54 航班[88]	越南河内	16	已结束
	2020/3/19	交通场所	澳大利亚国内航班[89]	澳大利亚	11	已结束
	2020/2/26	医疗场所	大南医院精神病房[90,211]	韩国清道郡	112	已结束
	2020/3/4	医疗场所	韩国庆尚北道疗养院[91]	韩国奉化郡	60	已结束
	2020/3/25	医疗场所	美国新泽西某疗养院[92]	美国新泽西	94	已结束
	2020/3/30	医疗场所	韩国大邱精神病院[93]	韩国大邱	133	已结束
	2020/3/4	公共场所	斯洛文尼亚壁球馆[94]	斯洛文尼亚	5	已结束
	2020/3/10	公共场所	美国合唱团[20]	美国华盛顿州	53	已结束
	2020/3/25	办公场所	首尔市韩国大厦[95]	韩国首尔	158	已结束
	2020/3/17	司法场所	美国纽约监狱[96]	美国纽约	38	已结束

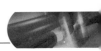

3.1.1　案例一：广东某小区高层公寓

3.1.1.1　案例概述

2020 年 2 月 14 日，广东省疾病预防控制中心报告指出"武汉输入病例导致同一栋楼垂直排列的 02 户型结构 3 户家庭共 9 人感染发病"[28]。1 月 24 日首发病例 A 户（1502）的 5 人由武汉返回该小区居住，1 月 26 日～30 日 5 人先后发病，2 月 1 日 B 户（2502）2 人发病，2 月 6 日和 13 日 C 户（2702）2 人先后发病。

3.1.1.2　气溶胶传播可能性分析

疫情共涉及广东某小区同一栋楼的 A、B、C 三户家庭，三户均为 02 户型，分别为 1502、2502 和 2702。经调查，首发病例为由武汉返回的 A 户家庭的 5 人，B、C 两户病例在发病前 14 天均无旅行史及其他可疑暴露史，与 A 户 5 例病例无直接接触史，首末例发病时间间隔 21 天，同时，1502 户楼上 1602 户（长期无人居住）主卧卫生间排污管等环境物体表面样本中检出新冠病毒核酸呈弱阳性，说明存在新冠病毒气溶胶传播的部分条件。01、03 户型住户采样 3 次，累计采集咽拭子 644 份，全部阴性。

广东省疾病预防控制中心开展了进一步的现场流行病学调查、环境卫生学调查及气溶胶模拟实验。现场勘查发生首起疫情的 A 户、后续发生疫情的 B 户和 C 户，18 号楼其他非病例家庭的卫生间布局、地漏水封情况，以及疑似发生气溶胶传播的 02 户型的污水管、废水管、排风管设施及使用情况。采用电话调查方式，收集 18 栋 02 户型居民家庭当时的卫生间地漏、浴缸、洗手盆的水封及通风情况，分析病例家庭与非病例家庭在卫生间洗手盆、浴缸、地漏的水封、排气和通风等因素上是否存在差异。开展气溶胶模拟实验。在 A 户主卧卫生间马桶中加入氯化钠、氯化钾以及亚甲基蓝，至马桶中形成饱和溶液后冲水，模拟产生水盐分散体系气溶胶。用风速仪测定发生模拟气溶胶前后风速变化；用颗粒物直读仪实时监测发生模拟气溶胶前后 PM_{10} 的动态变化；采集发生模拟气溶胶前后 $PM_{2.5}$ 滤膜，利用 ICP/MS 分析发生气溶胶前后指示元素 Na 和 K 的变化；选择 ICP-MS 分析 Na 和 K 与空气背景比较有增量的 PM$_{2.5}$ 滤膜，采用扫描电镜进行扫描并利用能谱进行半定量分析，与空白滤膜以及没有发生模拟气溶胶时采集的空气背景滤膜相比较（图 3-1）。调取 1 月 25 日 ～ 30 日 18 号楼客梯和货梯的监控录像，筛查 A 户 5 例病例乘坐电梯时间，登记间隔 4 h 内所有乘坐电梯居民的进出时间、性别、口罩佩戴等信息，由小区物管协助判定楼层和户型。采用回顾性队列研究方法，分析乘坐电梯（与 A 户病例乘坐电梯时间间隔、是否戴口罩、电梯中停留时间）、年龄等因素与发病的关联性。调查显示 B、C 两户卫生间从不开窗通风，与 02 户型无病例家庭经常开窗通风习惯比较差异较大；02 户型因顶层装修改变了排气管气路方向和管径，可能造成管路中压力的改变；模拟实验证实了高层住宅在特定条件下，打开了气溶胶从马桶、卫生管道到地漏的输送通路，极限状态有很少量的气溶胶可以进入到上层的卫生间。因此，该环境条件中存在通过污水管道气溶胶途径传播的风险，在该相对封闭的环境中长时间暴露于高浓度气溶胶，很有可能存在新冠病毒的气溶胶传播。

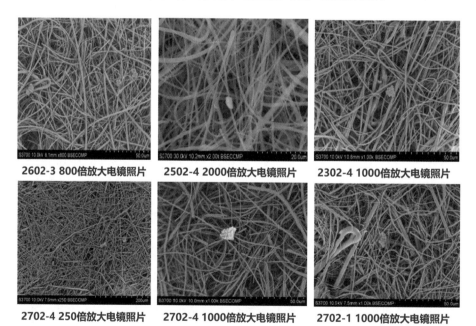

图3-1 不同放大倍数下空气空白背景滤膜及模拟气溶胶滤膜电镜照片

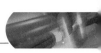

3.1.2 案例二：美国合唱团"超级传播事件"

3.1.2.1 案例概述

美国华盛顿州斯卡吉特县公共卫生部门于 2020 年 3 月 18 日开始调查该地区某合唱团的"超级传播事件"（图 3-2），在 3 月 10 日有 61 名成员参加的合唱活动中有 53 名被感染者，此次超级传播可能是点源暴露事件[20]。调查显示，在 3 月 3 日的排练中，合唱团有 78 名成员参加，其中首发病例最早于 3 月 7 日出现类似感冒的症状，后来的新冠病毒实验室检测结果为阳性，这可推测出患者在 3 月 10 日的练习中处于传染期。这批成员里共有 51 人确诊，其中除 1 人外都参加了接下来的排练。而后共有 61 人（含首发病例）参加了 3 月 10 日的排练，随后确定了 32 例确诊病例，20 例继发病例。两次合唱团排练活动均进行了 2.5 h，卫生部门整理了 3 月 10 日的活动场地情况，几名成员在一个大型多功能厅里设置椅子，椅子排成 6 排，每排 20 个椅子，间隔 6～10 英寸（15.24～25.40 cm），中央过道将座椅分为左右两部分，大多数合唱团成员都坐在他们通常排练的座位上，一些成员坐在空座位旁。与会者一起练习 40 min，然后分成两个小组进行 50 min 的额外练习，其中一组移到一个较小的房间，成员坐在长凳上彼此相邻，而在较大房间中的成员移动到彼此相邻的座位，休息期间，成员可以分享零食。最后，较小房间的小组在他们原来的座位上召开了 45 min 会议。

3.1.2.2 气溶胶传播可能性分析

当地卫生部门得出结论，病毒几乎可以肯定是由一个或多个无症状感染者通过空气传播的。在接受《洛杉矶时报》采访时，8 名 3 月 10 日参加彩排的人说，到场的 61 名成员没有人咳嗽、打喷嚏，也没有其他明显的症状，每个人都带着自己的乐谱来，尽量减少直接的身体接触，但在练习过程中，成员之间相邻距离很近（6 英尺以内，约为 1.83 m 以内），合唱排练的参与者有很多机会通过近距离接触或小分子传播来播散飞沫。唱歌本身可能会促成新冠病毒传播，气溶胶释放与发声的强度有关，而聚集性较强、长达 2.5 h 的歌唱排练使成员们长时间处于高强度的病毒气溶胶暴露状态。

某些人（如首发病例）被称为"超级传播者"，即在讲话过程中会比同龄人释放病毒气溶胶浓度高出一个数量级，这可能也是造成这次暴发的原因。

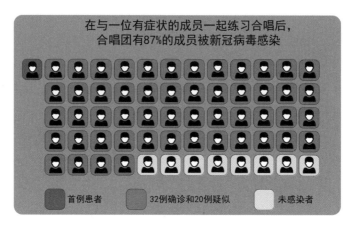

图3-2　合唱团3月10日参加活动成员感染情况示意图[20]

3.1.3　案例三：广州市某餐厅

3.1.3.1　案例概述

2020年1月24日～2月10日，中国广州某餐厅发生聚集性新冠疫情[29,97]，当时餐厅共有91人，其中顾客83人，共涉及3个家庭10人感染；另外73人作为密切接触者被隔离了14天，后经PCR检测，结果均为阴性。1月23日，A一家从武汉出发，抵达广州。1月24日，首发病例（患者A1）与其他3名家庭成员在餐厅三楼共进午餐。另外两个家庭B和C，坐在同一家餐厅相邻的桌子进餐，除了一些顾客背靠背坐着，没有观察到近距离接触或直接接触。当天晚些时候，患者A1出现发热和咳嗽的症状，并前往医院。随后，三个家庭共有9人（A家庭4人，B家庭3人，C家庭2人）感染。家庭B和C中受影响者唯一已知的接触源是餐厅的患者A1，B和C家庭中的进一步感染是由家族内传播引起的。研究对餐厅病例座位及首发病例A1经空调通风系统扩散气溶胶模拟绘制了示意图。

3.1.3.2　气溶胶传播可能性分析

由空调通风引起的飞沫传播是本次暴发最可能的主要原因。餐厅三楼用餐面积 145 m², 每张桌子之间的距离约为 1 m, 中央空调的出风口和回风口位于三个家庭正对面或上方。虽然患者 A1 和其他桌的人之间的距离都大于 1 m, 但携带病毒的气溶胶 (直径小于 5 μm) 可停留在空气中并可长距离传播 (大于 1 m), 气溶胶往往会随气流流动, 气流方向与飞沫传播方向一致, 而较低浓度的气溶胶在更远的距离可能不足以造成感染, 这也就解释了为什么餐厅的员工和其他食客都没有感染。利用基于 CFD 的计算机模型和实验预测结果表明, 在 A、B、C 区形成的一个受污染的再循环包层, 维持了首发病例呼出飞沫的较高病毒浓度, 加之三个家庭就餐的重叠时间使其足够接触呼出的飞沫; 进一步的证据来自低通风率: 观察到的高浓度模拟污染源与缺乏室外空气供应有关。当时餐厅墙上的排气扇被关闭并密封, 这意味着没有室外空气供应, 室外空气主要分布在非 A、B、C 区, 加剧了 A、B、C 区的通风不足。综上所述, 流行病学分析、现场实验示踪剂测量和气流模拟支持了新冠病毒在通风不良和拥挤的餐厅发生大范围短程气溶胶扩散的可能性。

3.1.4 案例四: 浙江宁波大巴车

3.1.4.1 案例概述

2020 年 1 月 19 日浙江宁波发生一起因乘坐大巴车引起的聚集性新冠肺炎暴发案例[98]。患者胡某, 无湖北 (武汉) 旅居史, 自述 1 月 17 日晚上参加了一次有武汉人参与的聚餐, 19 日乘坐大巴车往返一寺院参加祈福活动, 当天自感畏寒、发热, 未及时就诊。其丈夫、女儿于 22 日发病, 26 日确诊, 27 日胡某本人也被确诊。此后与胡某同车参加 19 日祈福活动的人员中有 14 人先后发病并确诊。截至 3 月 4 日 24 时, 胡某共导致 32 人感染, 其中 25 人为大巴车同乘者, 5 人为集会人员, 2 人为密切接触者。宁波市疾病预防控制中心对该聚集性疫情调查中发现[83], 该事件中的首发病例, 即第 1 名发病的女性胡某为该起聚集性疫情的传染源, 该女性发病 1 天后即具有传染性, 主要通过共同乘坐专车大巴和参与佛事集会引起传播, 共有 28 人被诊断为新冠肺炎确诊病例, 4 人为无症状感染者, 密切接触者的感染率达 32.99% (32/97), 远高于平均感染率 (6.15%), 差异有统计学意义 ($\chi^2 = 98.704$,

$P < 0.005$），是一起"超级传播者"事件。传播主要发生在空调大巴中，共有 68 名密切接触者，23 人被诊断为新冠肺炎确诊病例，2 人为无症状感染者，感染率达 36.76%（25/68）。另参与集会人员的感染率为 5.61%（5/89），该病例家庭二代续发率达 33.3%（2/6）。

3.1.4.2 气溶胶传播可能性分析

浙江省疾病预防控制中心的工作人员将曾载有患者的大巴车（2 号巴士）与同时前往祈福活动同类型的另一辆大巴车（1 号巴士）进行比较[99]。1 号巴士载着 59 名乘客前往同一活动现场。两辆巴士都有空调系统，处于循环模式（窗下有通风口），有 4 扇可打开的窗户（两边各有 2 扇），而且都没有附带卫生间（图 3-3）。2 号巴士乘客感染新冠肺炎的风险是 1 号巴士乘客的 41.5 倍〔95% CI（2.6，669.5）〕，是其他所有参加集会活动的人的 11.4 倍〔95% CI（5.1，25.4）〕。在调查了包括此案例在内的浙江省两起新冠疫情后，研究人员认为在有空气再循环的封闭环境中，新冠病毒是一种具有高度传染性的病原体，并提示新

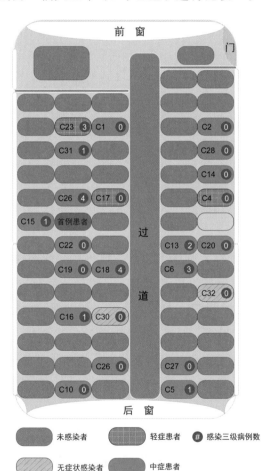

图3-3 宁波大巴车感染者座次分布图

注：图片为浙江省疾病预防控制中心发表的外文论文
（感染者 24 位）图片改制[99]

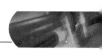

冠病毒可通过空气传播。该案例中出现了人员密集、空间封闭的情况，考虑该事件存在气溶胶传播导致感染的可能。

3.1.5 案例五：湖南省某地大巴车

3.1.5.1 案例概述

湖南省某大巴车出现经明确传染源引起的聚集传播案例。2020 年 1 月 28 日，湖南省某地报告 1 例新冠肺炎疑似病例（病例 A）。该患者于 1 月 22 日发病，1 月 29 日确诊。1 月 22 日 12 点，病例 A（未戴口罩）乘坐甲地大巴，14 点到达乙地，导致同车 7 人发病（病例 B 至病例 H），此外还有一名无症状感染者（病例 I）。病例 A 乘坐的大巴抵达乙地后停留 30 min（车辆未消毒），又载客返回甲地。返程时 1 名乘客（病例 J）搭乘该车后于 1 月 24 日发病。该起疫情还引发了三代续发病例，病例 B 和病例 J（与病例 A 同车）分别有 1 名亲属发病（病例 M 和病例 N）。

3.1.5.2 气溶胶传播可能性分析

病例 A 乘坐的大巴为 49 座全封闭空调客运大巴，属于封闭空间。该大巴一层为行李舱，二层为客舱。除司机外共有 48 个客座，车辆出站时搭乘 46 人，路旁接客 2 人。大巴车感染者座位见图 3-4。

1 月 22 日下午，病例 A 返回甲地乘坐的空调小巴车窗均未开。除司机外共有 17 个客座，车上共 12 人。病例 A 与车上被感染者的最近距离不足 0.5 m（病例 E），最远距离约为 4.5 m（病例 G），且病例 G 与病例 A 分别于前后门上下车，途中无近距离接触行为。此外，感染病例均未戴口罩。在封闭的空调车厢内，病毒传播距离超越目前认为的飞沫传播距离（通常为 1 m 左右）。研究认为其原因可能是在全封闭空间内，空气的流动动力主要来自于空调产生的热风推动，热空气上升可以将带有病毒的飞沫颗粒运送至较远的距离。据调查，病例 J 无其他特殊旅居史和接触史，其搭乘大巴时座位与病例 A 乘坐时的座位邻近，表明病毒在车厢内有效存活的时长不低于 30 min，且病毒存量能够达到足以使人发病的水平。此外，确诊病例在封闭环境中停留时间足够长，且未采取戴口罩的保护措施，这些都为气溶胶传播提供了条件。在此案例中可能存在气溶胶传播的风险。

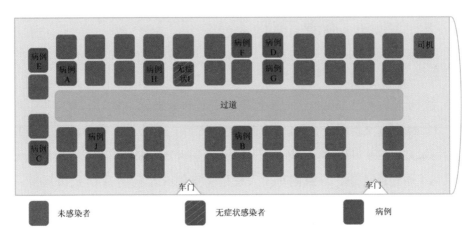

图3-4　客车座位、人员模型示意图[58]

3.1.6　案例六：天津宝坻某百货大楼

3.1.6.1　案例概述

2020年1月31日，天津市宝坻区出现该案例中第1例新冠肺炎患者，核酸检测为阳性，这位患者是宝坻区某百货大楼的销售人员。百货大楼相关确诊病例共43例[82,100]，其中6例为百货大楼员工，18例为顾客，密切接触续发病例19人，续发病例涉及11起聚集事件[100]。调查发现该售货员最早自1月21日起发病，到大楼内购物的顾客23日起开始发病，28日起有售货员家庭密切接触者发病。百货大楼因春节放假，于1月26日停业。发病高峰为1月31日，其中顾客发病高峰为1月26日和1月29日，员工最后1例发病日期为2月4日，确诊于2月7日，密切接触续发高峰为1月31日（图3-5）。

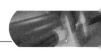

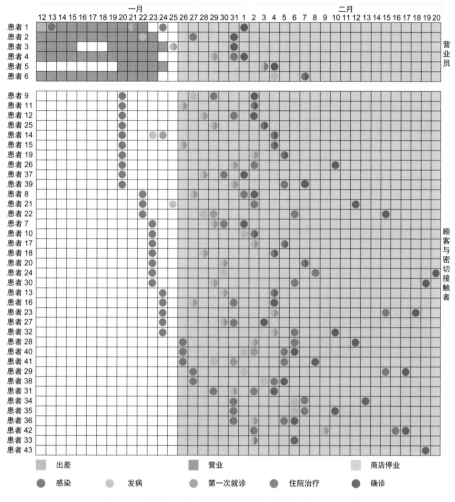

图3-5 新冠肺炎患者流行病学调查关键时间节点记录

3.1.6.2 气溶胶传播可能性分析

天津宝坻某百货大楼共有 6 名员工确诊，员工 1 是百货大楼关联确诊病例中发病时间最早且有外省市批发市场进货史。同时，除员工 1 外存在未追溯到的潜在的未确诊病例已造成百货大楼环境被病毒污染，导致员工、顾客直接或间接传播，属于共同暴露。6 名确诊员工中除了服装区和鞋区巡视员工 5 发病前与发病后员工 1 及发病前员工 4 有过工作接触外，其余 5 名售货员相互之间没有明确接触,售货员病例分布在一楼的小家电区、珠宝区、鞋区和服装区,这4个区域相互紧邻。顾客中19例确诊顾客均有1月20日~24日百货大楼购物暴露史,有1例4个售货区均去过,4例同时到过鞋区和服装区,12例仅去过服装区,其余2例去过珠宝区(图3-6)。所有百货大楼关联病例均无湖北省(包括武汉)疫源地旅居史。其中密切接触续发病例潜伏期均有确诊员工及顾客病例密切接触史。百货大楼内多为封闭或半封闭空间,主要的通风方式为中央空调,且暴发期间正值新年假期,人员密集。同时,百货大楼内部封闭拥挤,病毒的传播能力会大大增强。但根据目前的证据来看,经呼吸道飞沫传播和接触传播仍然是主要的传播途径,不排除该场所存在气溶胶传播的可能性。

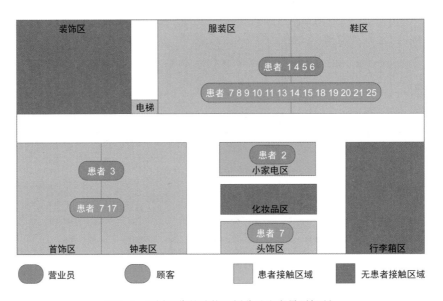

图3-6 宝坻百货的功能区划分及患者暴露场所

3.1.7 案例七:斯洛文尼亚壁球馆

3.1.7.1 案例概述

斯洛文尼亚马里博尔出现5例新冠肺炎病例,流行病学调查结果显示均与同一壁球馆有关[94]。首发病例A于2月29日~3月2日在意大利旅行,

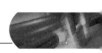

极有可能在此感染，并于 3 月 4 日的一次壁球比赛中出现症状。A 和 B 在 3 月 4 日 17:30 之前几分钟到达壁球馆，在更衣室更换衣服后在 1 号厅开始比赛，直到 18:30 回到更衣室更衣（未记清哪间更衣室），B 更衣后不久离开，A 在 18:45 左右（未超过 19:00）洗完澡离开，且 A 在离开壁球馆的路上未遇到过任何人。当晚 A 在家中发热（超过 38 ℃），于 3 月 5 日取鼻咽拭子，并被证实患上新冠肺炎。调查确认 B 是密切接触者，B 于 3 月 10 日出现症状（头痛、流鼻涕和发热），3 月 14 日被证实确诊新冠肺炎。3 月 4 日 19:10，C、D 到达运动场后在 3 号更衣室更衣，随后在 1 号厅开始比赛（同 A/B 比赛壁球厅），直到 20:00 去休息，在走廊中与 E、F 交谈，之后返回更衣室，C 洗澡，C 和 D 都在 20:30 离开。C 于 3 月 7 日出现症状，3 月 11 日病毒核酸检测结果阳性；D 于 3 月 8 日出现症状，3 月 12 日检测结果呈阳性。E、F 两人 19:50 来到壁球馆，在 3 号更衣室更衣（同 C/D 更衣室），在 1 号厅前的走廊与 C、D 两人交谈，20:00 至 20:45 运动，结束后回到更衣室，E 洗澡之后，两人于 21:00 离开。E 于 3 月 8 日出现症状，3 月 14 日检测结果呈阳性；F 出现轻微症状，但未显示诊断和实验室确认。调查无法确认 C/D 和 E/F 两对是否与 A/B 在同一更衣室更衣，但病例都在同一壁球厅里活动，未共用任何体育器材，也没有与接待员或体育场馆的任何其他工作人员接触，会场有 5 位员工，均未出现任何症状。壁球馆病例发病与诊断时间见图 3-7。

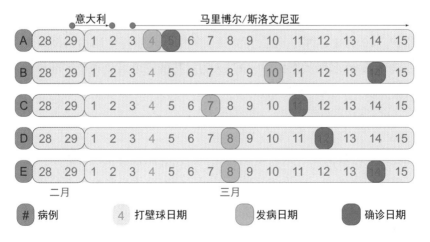

图3-7　壁球馆病例发病与诊断时间[94]

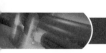

3.1.7.2　气溶胶传播可能性分析

在这次聚集性疫情中，首发病例和继发病例之间的传播方式是通过接触被污染的共同物体或病毒气溶胶。因为 3 对病例在同一壁球馆进行了剧烈的体育活动，这是一个狭窄且封闭的空间，通风不良，在此期间病毒的脱落和雾化增加。潮湿和温暖的空气加上剧烈的体育活动产生的湍流气流可以延长病毒在气溶胶中的存活时间，使其可以在空气中悬浮数小时。第一对与第三对球员之间的时间差表明他们极不可能直接接触，但不排除传播是通过接触更衣室或壁球室（门把手、衣帽架）中被污染的物体发生的。

3.1.8　案例八：钻石公主号邮轮

3.1.8.1　案例概述

2020 年 1 月 20 日，钻石公主号邮轮从日本横滨出发，运载约 3700 名乘客和船员[101]。一名在 1 月 23 日出现症状并于 1 月 25 日下船的乘客被确诊为新冠肺炎患者。2 月 2 日，在机组人员中发现的第一例病例为餐饮服务人员。2 月 3 日，钻石公主号返回横滨港。2 月 4 日，日本卫生部门开始对邮轮上的所有人员进行检查和隔离，但机组人员因无法隔离，仍然继续工作。截至 2020 年 3 月 24 日，钻石公主号上确诊人数达 712 例[81]，其中 331 例（46.5%）为无症状感染者，在 381 例有症状患者中，有 37 例（9.7%）需要重症监护，10 例（1.4%）死亡，为目前集中暴发事件中确诊病例最多的地点。在确诊的 20 名船员案例中，有 15 例是其他机组人员和乘客准备食物的餐饮服务人员。

3.1.8.2　气溶胶传播可能性分析

邮轮由于环境封闭、人员密集、通风较差、旅行者来自各国以及船员之间联系紧密而经常成为传染病暴发的场所。钻石公主号邮轮中各舱室内部空间封闭，通过中央空调换气和调节室温；面积最小的舱房是内舱房，位于邮轮内部，没有阳台和窗户；船上有 5 个主餐厅、4 个大小不等的游泳池、可容纳七百多人的公主剧院，还有各式各样的公共娱乐场所。在钻石公主号上，

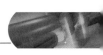

乘客之间的传播主要发生在隔离检疫之前，而乘务员感染在隔离检疫之后达到高峰，可能是病毒首先从乘客传播到机组人员，然后在机组人员中尤其是在餐饮服务人员中传播导致的。机组人员中第一例病例为 2 月 2 日被确诊的餐饮服务人员。而在确诊的 20 例船员案例中，有 15 例发生在为其他机组人员和乘客准备食物的餐饮服务人员中，有 16 例发生在 3 层甲板上，该舱室是餐饮服务人员所居住的甲板。

调查发现，邮轮上使用的是全空气式空调系统，房间大部分回风经走廊回到空调机房，通过空气挡板的调节和控制与取自户外的一部分新风按照不同比例混合，再经温度、湿度调节处理后送入房间，如果关闭回风仅保留新风运行可实现原风量的 30% 以上风量运行。在钻石公主号客舱空舱后的 17 天内（消毒程序进行之前），在有症状和无症状的感染乘客所在客舱的各种物体表面上都检测到了新冠病毒核酸[102]，说明气溶胶传播新冠病毒的风险极大。钻石公主号邮轮疫情所呈现的特点同时体现在所有已暴发疫情的观光邮轮和航空母舰中，即陆续发生的包括钻石公主号在内共 5 起邮轮（钻石公主号、至尊公主号、红宝石公主号、珊瑚公主号、歌诗达大西洋号）暴发事件和 2 例航空母舰（罗斯福号、戴高乐号）暴发事件[102]。

3.1.9　案例九：法兰克福某航班

3.1.9.1　案例概述

2020 年 3 月 9 日，在以色列特拉维夫飞往德国法兰克福的波音 737-900 飞机上，有 102 名乘客，其中有 24 名旅游团成员，该航班飞行时间为 4 h 40 min。在 7 天前，旅游团曾接触过一名酒店经理，该经理后来被诊断为新冠肺炎而旅游团成员在飞行前没有接受核酸检查，也没有采取预防传播的措施（如戴口罩）。在旅游团的 24 名成员中[103]，有 7 人在抵达时咽拭子样本检测出新冠病毒阳性，7 人中有 4 人在飞行过程中就已经出现了症状，2 人出现前期症状，1 人保持无症状。其余 78 名暴露在客舱的乘客中，有 71 人（91%）完成了电话采访，在飞行结束后的第 6 至第 9 周，研究人员对 71 人进行了流行病学调查取证。流程及结果见图 3-8。

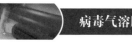
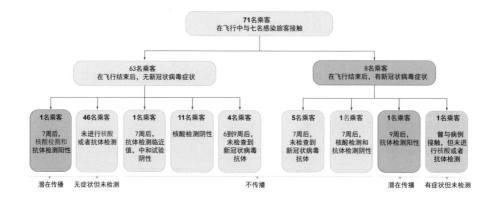

图3-8　接受采访的71名乘客的新冠病毒和症状检测结果[103]

3.1.9.2　气溶胶传播可能性分析

研究人员在这架飞机上发现了 2 例疑似新冠病毒传播病例，可能的首发病例有 7 例，根据流行病学调查得出的飞机上病例分布图分析，新冠病毒可能在飞机机舱内通过空气传播。

3.1.10　案例十：山东任城监狱

3.1.10.1　案例概述

2020 年 2 月 12 日，山东济宁任城监狱一名值班干警因咳嗽到医院就诊被隔离收治。2 月 13 日晚 22 时，经双试剂检测后确诊为新冠肺炎病例。2 月 13 日 23 时，山东省委、省政府接到报告后，迅即组织有关方面对相关区域进行封闭管理，全力开展排查、筛查、隔离、救治等工作。自 2 月 14 日对任城监狱密切接触人员开展拉网式排查，2 月 15 日起，将任城监狱服刑人员转移，全部实施单间隔离。2 月 16 日，对任城监狱所有干警职工、服刑人员及相关人员开展核酸检测；截至 2 月 20 日 24 时，已全面完成对任城监狱相关人员 2077 人的核酸检测，确诊病例 207 例，包括干警 7 例，服刑人员 200 例。21 日起开展第二轮全面检测，确保无一人遗漏。所有确诊病例均为

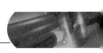

轻型、普通型，没有重症和危重症病例。对所有确诊人员已采取了有效治疗措施，所有患者生命体征平稳[85]。

3.1.10.2 气溶胶传播可能性分析

多起监狱暴发聚集性新冠肺炎感染事件中只有山东济宁任城监狱通报了具体经过。2 月 13 日出现确诊病例，2 月 15 日开始隔离。最先确诊的 2 名狱警，其中一人曾与途经武汉的返乡人员有接触。2 月 20 日检测完毕后共 207 人确诊。目前新冠肺炎病毒的传播方式主要分为飞沫传播、粪 – 口传播和间接接触传播三大类，接触传播更容易发生在人员密集型场所。监狱是一个与外界相对隔离的场所，人员密集且活动、用餐时间集中。同时，监狱的通风方式多为中央空调或通风管道换气，当有一例病例输入，未及时确诊和治疗，而其他人员也没有进行相应防护时便极易出现病毒的传播。监狱虽人员流动小，但人员停留时间长，一旦有病毒携带者进入该空间，其所处环境的病毒浓度就会不断增加。目前由于缺乏流行病学现场调查资料，不能肯定是否存在气溶胶传播，若经过隔离期后仍然在监狱内出现新确诊病例则可合理怀疑存在气溶胶传播。按照目前资料认为该监狱具备经气溶胶传播的可能性。

3.1.11 案例十一：武汉某养老院

3.1.11.1 案例概述

2020 年 2 月，武汉某养老院出现聚集性新冠疫情暴发事件。该养老院位于武汉市社会福利院综合大楼 B 座，是武汉首个、华中地区体量最大的养老机构（政府方与社会资本方合作的项目）。2 月 5 日左右，该院八层一名 60 岁的男性护理员出现发热症状，于院方在五层开辟的隔离病房接受隔离治疗后仍高热不退，遂送至外院做 CT 和核酸检测，确诊新冠肺炎后送往方舱医院。同一时间，该院多名老人及护理人员出现发热症状。2 月中下旬，开始分批次对院内人员进行核酸检测，截至 2 月 22 日，检出核酸阳性 30 例，包括 10 名在院老人、1 名医生、4 名护士、1 名药师和 14 名护理员。2 月 23 日

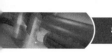

晚，上述确诊感染者已被分别送入武汉国际会展中心方舱医院、红十字会医院和同济医院光谷院区接受治疗。

3.1.11.2 气溶胶传播可能性分析

养老院老人是一个庞大的弱势群体，且具有聚居特性。目前该养老院赡养老人的平均年龄是82.5岁，其中失能、失智的老人占60%，是一个抵御能力差的特别易感人群。疫情初期该养老院已采取封闭式管理的措施，但期间存在外出就医行为，就诊完成后无法采取隔离措施，新冠肺炎患者或病毒携带者易在封闭式养老院内的空气中产生较高浓度的病毒气溶胶。此外，由于老年人活动范围小、抵抗力差，长期与患者或病毒携带者接触易导致输入性新冠疫情在养老院内聚集暴发。

由于目前还未开展相应的现场流行病学调查，无法确定气溶胶传播是否存在。根据已有证据，近距离的飞沫传播以及接触传播仍然是主要的传播方式。

3.1.12 案例十二：大南医院精神病房

3.1.12.1 案例概述

2020年2月中旬，新冠疫情在位于韩国庆尚北道的清道郡大南医院的精神科病房暴发。2月11日该医院精神科住院楼一名患者出现发热症状，2月21日该患者被确诊新冠肺炎，转院至釜山大学医院后病逝。在这名患者出现感染症状后的15日前后，其所在住院楼栋有多名住院患者相继出现发热等疑似症状。截至2月24日，大南医院精神科病房共有112例确诊病例，其中包括医护人员9人（9/15）和住院患者103人（103/103）感染[90,211]。由于疫情严重，韩国政府对该病房采取隔离措施。韩国专家现场调查结果显示，该精神科病房的窗户被密封起来，门窗常年紧闭以防止患者出现自戕行为。院方实行24 h集中管理，患者们在公用房间起居，共用厕所及浴室。住院患者多是老年人，长期卧床免疫力差。

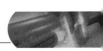

3.1.12.2　气溶胶传播可能性分析

在韩国庆尚北道清道郡大南医院，人员及环境因素是此次疫情暴发的主要原因。该案例具备直接接触和飞沫传播所需要的所有条件：人员之间的距离小于 1.5 m；未及时采取戴口罩等个体防护措施；隔离期采取的措施是将精神病房与外界隔离而不是将每一名患者单独隔离，存在交叉感染的可能；厕所和浴室共用存在粪 – 口传播的可能；飞沫传播和直接接触是导致此次疫情暴发的主要传播途径，不排除该场所气溶胶传播的可能性。

3.1.13　案例十三：首尔市某办公大楼

3.1.13.1　案例概述

2020 年 2 月下旬，韩国首尔市某办公大楼出现严重的新冠疫情暴发事件。事发大楼为地上 19 层、地下 6 层的建筑。商业办公室位于 1 至 11 层，住宅公寓位于 13 至 19 层。呼叫中心位于 7 层至 9 层和 11 层，共有 811 名工人。2 月 22 日，一名员工最先出现新冠病毒感染症状。截至 3 月 25 日，呼叫中心员工共确诊 97 例，其中 11 层员工 94 例，9 层员工 1 例，10 层员工 2 例，13 至 19 层尚未发现任何确诊新冠肺炎病例[104]。

3.1.13.2　气溶胶传播可能性分析

目前该办公大楼暴发事件尚未确定首发病例。呼叫中心的工作人员的座位位置间距小，人员需要接打电话，为顾客提供咨询服务，感染者的飞沫、呼吸道黏液等很容易在空间传播，属于经飞沫进行气溶胶传播的高风险区域。此次疫情涉及三个相邻楼层，如果存在气溶胶传播途径则应当在使用同一通风设备的更多楼层而不仅仅是 9、10、11 层暴发。当地卫生部门进行现场流行病学调查后认为通过建筑物中的空调系统传播的可能性和由于人与人之间的短暂接触而传播的可能性非常低。韩国当局在此事件后发布指南内容要求"员工座次之间的距离至少保持 1 m"。与该呼叫中心相似的其他呼叫中心在此事件发生后将员工之间的距离由 60 cm 调整为 97 cm。

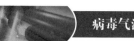

3.1.14 案例十四：美国纽约监狱

3.1.14.1 案例概述

2020 年 3 月 17 日，美国纽约市新新监狱一名工作人员的新冠病毒检测呈阳性。纽约惩教署宣布将禁止任何人在 4 月 11 日前到当地监狱探视犯人，并表示会遵守相关卫生政策，继续寻找与该确诊员工有过接触的人。3 月 20 日，在纽约布鲁克林大都会拘留所的一名囚犯新冠病毒检测呈现阳性反应，这是联邦监狱系统中第一个确诊的囚犯案例[105]。美国联邦监狱管理局表示[106]，这名被关押在布鲁克林大都会拘留所的囚犯在抵达拘留所几日后，曾于 19 日反映胸痛。随后他被送往当地医院，接受新冠病毒检测。这名囚犯于 20 日出院，回到监狱后立即被隔离。美联社在与在押囚犯和获释囚犯的谈话中发现，纽约官员瞒报了监狱和拘留所的感染人数。3 月 20 日，纽约市惩教部门表示[96]，1 名囚犯和 7 名监狱工作人员确诊。3 月 21 日，该部门承认有 19 名囚犯和 12 名工作人员新冠病毒检测呈阳性。3 月 21 日，纽约市监管监狱系统委员会表示，包括赖克斯岛监狱在内的纽约市各监狱，至少有 38 人新冠病毒检测呈阳性，其中半数以上为在押的囚犯。在美国，有 220 多万人被监禁，远超其他国家和地区。联邦监狱、州监狱、县监狱和拘留所组成了一个庞大的监狱网络，对于疫情可能会通过这个网络迅速蔓延的担忧在逐渐升级。

3.1.14.2 气溶胶传播可能性分析

监狱是一个人员密集，聚集性强的场所。疫情初期纽约市各监狱已采取封闭式管理的措施，但仍有探视行为和就医行为，极易导致输入性新冠疫情在监狱内聚集暴发。此外，由于人员众多、监狱环境封闭，极易形成较高浓度的气溶胶。监狱内服刑人员之间相对独立，服刑人员之间通过直接接触感染的可能性较普通人员小。由于目前还未开展相应的现场流行病学调查，是否存在气溶胶传播有待调研。

3.1.15 动物研究证据

多项动物模型的研究表明，在动物之间没有接触的情况下，新冠病毒会

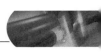

传播，包括雪貂[107]、叙利亚金黄仓鼠[108]和小鼠[109]等。香港大学的团队[110]将供体仓鼠（接种新冠病毒）和健康仓鼠（未接种新冠病毒）分别放在两个相邻的铁笼中，在供体仓鼠接种病毒后 1 天，将两个笼子共同放置 8 h。暴露后对仓鼠进行单笼饲养，连续监测 14 天。供体仓鼠洗鼻液中的传染性病毒能够连续 6 天检出，而病毒的核酸则可连续 14 天检出，在接种病毒后 2 天、4 天、6 天的供体粪便样本中能检测到病毒核酸，但是未检出具备传染性的病毒。也就是说，在后期，被感染的仓鼠不具备传染能力。研究者发现，新冠病毒在仓鼠之间的气溶胶传播是有效的，因为在接触后 1 天所有暴露的仓鼠洗鼻液中都检测到了传染性病毒，并在接触后 3 天病毒载量达到峰值。尽管未分离出具有传染性的病毒，但从接触气溶胶的仓鼠粪便样本中能连续 14 天检测到病毒核酸。接触气溶胶的仓鼠在接触后 7 天显示出最大的体重减轻〔mean ± SD，（–7.72 ± 5.42）%，$n=3$〕。与供体仓鼠相比，接触气溶胶的仓鼠在洗鼻液中排出了相当数量的病毒。表明新冠病毒能通过气溶胶从被感染供体仓鼠有效地传播到健康仓鼠。

3.2 SARS 病毒

严重急性呼吸综合征（SARS）是一种由 SARS 冠状病毒感染引起的急性呼吸道传染病，为我国法定乙类传染病，并规定按甲类传染病进行报告、隔离治疗和管理。临床表现为起病急、持续高热、咳嗽、伴全身和呼吸系统症状，潜伏期中位数为 4 ~ 6 天（范围 2 ~ 10 天）。SARS 最初于 2002 年 11 月在中国广东被发现，并逐渐扩散至东南亚及全球。直至 2003 年中期，疫情逐渐结束。全球共 32 个国家和地区发现了 SARS 病例。截至 2003 年 8 月 16 日，中国内地累计报告 SARS 临床诊断病例 5327 例，治愈出院 4959 例，死亡 349 例（另有 19 例死于其他疾病，未列入 SARS 病例死亡人数中）[111]。全球确诊病例 8096 例，死亡 774 例，死亡率约为 10%[112, 113]。截至 2003 年底，未再有病例报告[114]。2017 年，中国科学院武汉病毒所的研究揭示，SARS 病毒起源于蝙蝠冠状病毒的病毒重组，证实蝙蝠为 SARS 病毒的自然宿主。

目前认为，SARS 病毒的主要传播方式为近距离飞沫传播或接触患者呼吸道分泌物传播，其具备通过气溶胶进行空气传播的能力[59, 115-118]。研究人员通过检测在空气样本中发现了活的（可培养的）病毒[209, 210]，提示 SARS 病毒有可能通过短距离和长距离气溶胶传播而引起疾病。多项研究指出，某些产生气溶胶的过程，包括雾化治疗或气管紧急插管等，会增加 SARS 传播的风险[119-121]，增加医务人员感染风险。

2003 年 4 月 30 日卫生部发出紧急通知，要求在收治、隔离、观察以及发现有 SARS 患者的场所、楼宇内，一律严禁使用中央空调。研究指出，使用口罩、频繁洗手和对居住区消毒是预防 SARS 病毒传播的重要保护因素，采取有效公共卫生措施对控制 SARS 疫情具有重要贡献[122]。

3.2.1 案例一：香港淘大花园

3.2.1.1 案例概述

2003 年 3 月 26 日，SARS 在香港淘大花园公寓暴发。截至 4 月 15 日，共有 321 名住户感染 SARS 病毒，42 名住户死亡（13.08%）。其中，E 座公寓感染病例最多，有超过 100 人感染，其余病例散布在 B 座、C 座、D 座等 11 座公寓。因疫情严重，香港政府对淘大花园采取了隔离措施，所有 E 座居民被强制迁入度假村进行隔离。2003 年中旬，香港卫生署联同环境保护署、食物环境卫生署、水务署、警务署等 8 个政府部门对此事件开展了详细调查。

目前普遍认为，淘大花园 SARS 病毒的传播主要与房屋结构设计问题有关，SARS 病毒可能通过排泄物或废水进行扩散。也有研究表明，过度拥挤的居住环境、连通的管道、风向、啮齿动物的危害以及 SARS 患者的到来等，都为 SARS 病毒的传播创造了有利条件[112]。Li 等人[116]以淘大花园为例，探讨拥挤型住宅对疫情的影响，结果表明需要改善此类住宅卫生排水系统的设计和保养标准，以避免有任何废气泄漏到室内环境，并认为需要检讨办公室、住宅和酒店等建筑物的室内空气质量和通风设计。在香港淘大花园案例中 SARS 病毒经气溶胶途径传播和感染的流程见图 3-9。

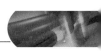

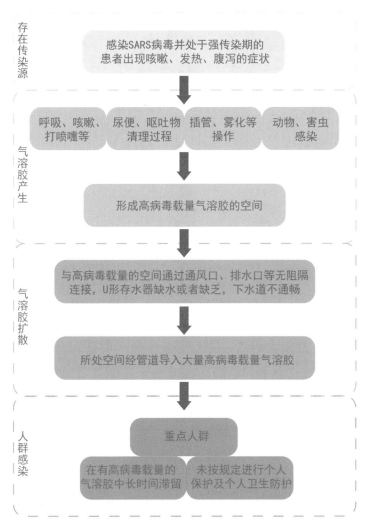

图3-9 淘大花园SARS病毒气溶胶感染途径流程图

3.2.1.2 气溶胶传播可能性分析

淘大花园共有15栋居民楼,每座楼高33层,每层8套住宅。在此案例中,SARS感染患者共321例,病例主要分布在A–G座公寓内(图3-10)。其中,E座患者占感染总数的41%,位列第一。其次是C座(15%)、B座(13%)和D座(13%)。流行病曲线表明此次暴发为同一来源[59]。

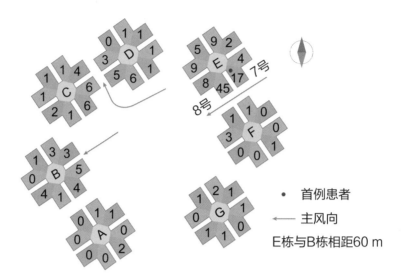

图3-10　淘大花园A-G座布局图[116]

　　此案例中首发病例为一位 33 岁男子，患有慢性肾衰竭，一直在香港威尔斯亲王医院接受治疗。3 月 14 日及 3 月 19 日，他曾到淘大花园 E 座其弟弟住宅，因腹泻使用住宅内的卫生间。其后，其弟弟、弟媳和两名威尔斯亲王医院照料他的护士均感染 SARS 病毒[123]。对患者鼻咽部病毒载量的研究发现，住在首发病例附近的患者鼻咽部可检测到的病毒载量显著高于住得远的患者，这提示了病毒的空气传播途径[112]。

　　首发病例曾经出现明显的腹泻症状，根据香港卫生署进行的问卷调查发现，淘大花园公寓多达三分之二的患者出现腹泻症状，远高于其他地区数据。感染的 E 座居民大部分住在 E 座的 7 号、8 号两列垂直排列的单元内，且 10 层以上居民患病比率高。根据调查及相关研究分析，淘大花园每栋公寓都有 8 条直立式污水管，用于收集整栋楼同一编号单元的污水。污水管连接马桶、洗手盆、浴缸及浴室的地面排水口。患者腹泻致使大量 SARS 病毒随着排泄物进入 E 区的污水渠。住宅卫生间内洗手盆、浴缸、地面排水口等装置装有 U 形存水器，以防止污水管中的臭味气体和昆虫进入卫生间。但调查发现，多个单元内浴室的排水口存水器已经干涸多时，失去阻隔作用，为污水管内气体及飞沫提供了出口。当浴室排风扇启动及厕所门关闭时，气溶胶可从污

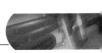

水管经地面排水口进入浴室，污染浴室环境。受污染的飞沫可能会将病毒沉积在浴室内各种物品表面，如地垫、毛巾、盥洗用品和其他浴室设备。卫生间下水道 U 形存水器的水封有阻隔污水管道内气体反流的作用，如出现水封干涸，便存在污水管中的病毒以气溶胶形式引起传播扩散的可能性。这些证据均印证了 SARS 病毒通过污水管垂直扩散的途径（图 3-11）。

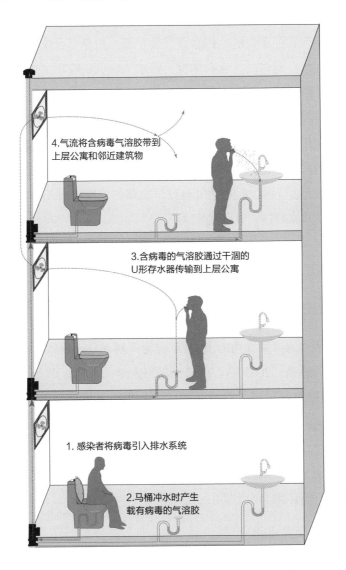

图3-11　SARS病毒经由污水管道传播示意图（注：图片来源于网络）

E 座感染病例的空间分布并不均匀，其病例的分布与模型预测的病毒生物气溶胶扩散浓度相匹配，提示空气流动是引起 E 栋公寓内 SARS 病毒通过气溶胶进行空气传播的原因 [116]。这个结论在另一项使用 CFD 和多区域建模分析的研究中也得到证实 [59]。在对由首发病例生成的空气中的病毒气溶胶的传播进行建模后发现，E 座中高层居民的患病风险明显高于底层居民，这与公寓天井中存在受病毒污染的热空气上升气流相符。此外，调查团队发现 E 座 4 楼污水排气管存在裂缝，污水排气管主要作用是平衡主污水管和分支污水管之间的气压。泄露后，含有病毒的污水飞沫就被喷出了天井，在气压的作用下发生了烟雾效应，数分钟内飞沫便可攀升到大厦高层并向周边扩散。

不同楼宇间的患病风险与模型预测的病毒浓度相符。B 座、C 座、D 座的风险分布与用计算流体力学模型预测的含病毒气溶胶的三维扩散相吻合。暴露期间的风向为东北风（图 3-10 中右上角黑色箭头指示），垂直于 E 座。E 座卫生间排风扇可将含病毒的气溶胶排放至相邻单位的天井中，形成羽流，使病毒气溶胶升高并进入其他楼宇。

3.2.2 案例二：北京大学人民医院

3.2.2.1 案例概述

2003 年 3 月至 4 月，北京出现多例输入性 SARS 患者，多家收治医院出现医护人员感染。2003 年 4 月初，北京大学人民医院收治了一位隐瞒了 SARS 病毒接触史的患者，并按一般肺炎处理将其安排在急诊抢救室治疗。后被告知此病例为 SARS 死亡患者家属，即人民医院首例确诊 SARS 患者 [124]。随后不久，北京大学人民医院近一半科室被感染，多名医务人员及住院患者感染 SARS 病毒。4 月 24 日，建院 85 年的人民医院历史上第一次关门停诊，整体隔离 [125, 126]。

3.2.2.2 气溶胶传播可能性分析

人民医院抢救室是急诊科主结构的一部分，与注射室、急诊科主通道、急诊化验室、医院主体走廊相贯通。2002 年 12 月 3 日，紧邻急诊科的一处

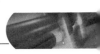

天井被加盖建成新的留观室和输液室，此二室是急诊科的重要组成部分。超过 200 m² 的空间布置了 27 张床位、25 张临时输液椅、护士站，还有医生办公室 [124]。人民医院收治的首例 SARS 患者被安置在一间称为急诊监护室的房间，这个监护室与天井改建的留观室是处在一个空间中的两个部分。该监护室无医患分离通道，亦无感染区与非感染区之分，且与一般患者所在的留观室挨得很近。这种结构方便了患者，但同时也为 SARS 病毒的传播提供了通道。护理、治疗 SARS 患者的护士和医生在急诊室各处往返穿梭，急诊留观的患者涉及多系统（心脏、神经、肾脏、呼吸道、消化道等）疾病。

改建后的急诊留观室没有窗户，仅有通风排风设备，且密集聚集大量病患及医护人员。研究认为输入性病例是医院感染的第一代传染源，而医院内继发感染的住院患者和医护人员是进一步扩散蔓延的第二批传染源 [127]。早期包括医护人员在内对 SARS 严重程度认识不足、个人防护措施不到位、安全意识薄弱、患者以及环境因素等，是 SARS 病毒在人民医院发生大规模暴发的主要原因。研究指出该案例中近距离空气传播和密切接触传播为主要传播途径，同时提示存在气溶胶经病房排风系统垂直长距离传播的可能性。SARS 疫情期间，国内外多家医院均存在医护人员大量感染的情况，这与医务人员在医院救治过程中的直接接触感染以及护理患者过程中产生的气溶胶感染都可能有关 [120]。

3.2.3　案例三：香港威尔斯亲王医院

3.2.3.1　案例概述

2003 年 3 月 10 日，香港最大的两家电视机构（无线和亚视），同时播报了威尔斯亲王医院 SARS 暴发的消息。威尔斯亲王医院 8A 病房有 7 名医生、4 名护士出现发热、上呼吸道感染症状。此后病情继续蔓延。3 月 11 日，感到不适的 8A 病房医护人员激增到 23 人，其中两人被证实感染 SARS 病毒。3 月 16 日，有医护人员的家属被感染。3 月 17 日，感染的病例突破了 100 例。1 天之后，香港出现了首宗本地感染及死亡病例。

威尔斯亲王医院为香港大学的一所教学医院，此案例中首发病例于 2003

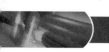

年 2 月 24 日出现发热、咳嗽、流涕等不适症状，随后几天症状持续恶化。3 月 4 日，首发病例前往威尔斯亲王医院就诊并被收治住进普通病房。在接受各种抗菌药物治疗后，其发热症状（体温范围 38 ～ 40 ℃）持续至 3 月 11 日逐渐消退。经流行病学调查显示，此患者曾将 SARS 病毒传染给所在病房的 47 名医护人员，雾化给药（如支气管扩张剂）被认为是重要因素[119]。3 月 12 日，首发病例被确认为此次暴发的源头，并被转移到病房内的一间隔离室。3 月 30 日，首发病例出院。

3.2.3.2 气溶胶传播可能性分析

首发病例于 2003 年 3 月 4 日首次入住病房，并于 3 月 12 日被隔离。所有 74 名在 3 月 4 日～ 12 日期间与首发病例被收治在同一病房的住院患者都被纳入该队列研究[128]。36 名受试者在 3 月 4 日首次接触到该患者，3 月 5 日～ 9 日期间又有 38 名受试者接受了治疗，并因此接触到首发病例。所有受试者均为男性，平均年龄为 66 岁（范围为 19 ～ 90 岁）；患有 SARS 的患者比没有患 SARS 的患者年龄稍大。

首发病例在 2 月 24 日出现症状，病毒载量在 3 月 6 日左右达到最大值（即症状出现后 10 天）。首发病例的咳嗽症状在 3 月 4 日～ 7 日最为严重，3 月 6 日病情恶化。因此，雾化治疗从 6 日下午开始，一直持续到 3 月 12 日。3 月 6 日左右，首发病例通过咳嗽向空气中释放大量病毒，这可能导致第一波感染，主要影响住在相同和邻近隔间的住院患者。通过直接接触和飞沫传播只能解释少量的感染，因为飞沫传播被认为仅在 1 m 距离以内有效。通过携带病毒的气溶胶发生空气传播可能是将感染传播到同一个隔间外的病床的原因。

在 3 月 28 日～ 4 月 8 日期间，所有在试验期间工作的医护人员都接受了面对面的访谈，并进行问卷调查，以收集症状、接触情况和工作实践方面的信息。此外，还收集了关于病房通风系统的信息，包括送风散流器和排风格栅的位置和尺寸、送风温度，以及通过每个送风散流器、排风格栅和排气扇的风量。通过 CFD 方法分析假设的病毒气溶胶的扩散，该气溶胶源自首发病例的病床。CFD 还可以预测详细的空间气流模式以及病房中的污染

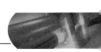

物扩散。

根据与首发病例的接近程度，将床的位置划分为高暴露区（同隔间）、中暴露区（相邻隔间）和低暴露区（远处隔间），这与通过计算流体力学模型预测的病毒气溶胶的标准化浓度分布非常一致。调查结果显示病例的空间分布如下：同一隔间的 20 名受试者中有 13 人（65.0%）患了 SARS、邻近隔间的发病率为 52.4%（21 名受试者中的 11 名）、远处隔间的发病率为 18.2%（33 名受试者中的 6 名），三种暴露区的感染比例差异显著。同一隔间的病毒浓度在 0.015 ～ 1 之间，邻近隔间的浓度在 0.005 ～ 0.008 之间，远处隔间的浓度在 0.0015 ～ 0.005 之间。同一隔间的发病率最高（65%），邻近隔间略低（52%），远处隔间低得多（18%），表明病毒浓度和感染风险之间可能存在非线性关系。同一病房非 SARS 患者的存活曲线也清楚地表明，住在远处隔间的人感染风险较低。与首发病例间隔距离和感染风险之间的关系表明，空气传播在这次医院内暴发中起到重要作用。

3.2.4 案例四：香港威尔斯亲王医院（医学生案例）

3.2.4.1 案例概述

此案例中首发病例同上一案例。首发病例于 2003 年 3 月 4 日前往威尔斯亲王医院就诊并被收治住院。此患者将 SARS 传染给所在病房的多名医护人员。3 月 12 日，首发病例被转移到病房内的一间隔离室。3 月 30 日，首发病例出院。

此案例为首发病例住院期间前往威尔斯亲王医院进行教学活动的医学生之间的 SARS 暴发。20 名三年级医学生于 2003 年 3 月 6 日～ 7 日前往首发病例所住病房进行临床评估。每名学生被指派在 2 日中的 1 日每隔 40 min 检查一次病房中的特定患者。3 月 4 日～ 10 日，另有几名学生到该病房进行教学或临床培训。对进入首发病例所住病房的医学生进行的回顾性队列研究发现，19 名在 SARS 患者所在房间进行床旁临床评估的医学生中有 7 人发病，但都未与 SARS 患者有过直接接触。在对医院通风系统进行的研究发现，通过送风口和排气格栅的送风和排风气流流速是不平衡的。气溶胶起源于

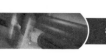

SARS 患者所在的床位，并在远离该床位的过程中变小、蒸发。

3.2.4.2 气溶胶传播可能性分析

首发病例在 3 月 4 日～ 13 日住院期间咳嗽频繁，并伴有少量白色痰液。3 月 4 日～ 7 日，咳嗽症状最为严重。为缓解症状，3 月 6 日～ 12 日，首发病例接受雾化器给药，每次持续约 30 min。在 334 名受访医学生中，66 人（20%）报告曾访问首发病例所在病房，未访问病房的受访学生中均未出现 SARS 感染。66 名学生中，有 20 名三年级医学生于 3 月 6 日～ 7 日到访病房进行临床评估，其他 46 名学生曾于 3 月 4 日～ 10 日间到访过该病房至少一次。20 名参加临床评估的学生于 3 月 7 日之后未曾再访问此病房，也没有在此医院或所在社区接触过其他 SARS 患者。66 名学生中有 16 名（24%）报告出现符合 SARS 病例定义的症状，包括发热（100%）、寒战或僵硬（94%）、头痛（75%）、咳嗽（38%）以及呼吸急促或困难（33%）。学生的疾病特征与医护人员感染的疾病特征相似。

在排除了 1 名潜伏期异常长的患病学生后，针对 3 月 6 日或 7 日前往首发病例所住病房参加临床评估的医学生的研究发现[129]，19 名医学生均未与首发病例有过直接接触，其中 7 名医学生感染 SARS（36.8%）；3 名医学生曾为与首发病例距离小于 1 m 的患者进行医学检查，3 人均发病（100%）；8 名医学生曾为与首发病例同隔间但距离大于 1 m 的患者进行医学检查，4 人发病（50%）；8 名医学生曾为与首发病例不同隔间的患者进行医学检查，无人发病（0%）。

感染 SARS 的医学生与首发病例使用雾化器的时间并无显著相关性。在首发病例开始使用雾化器后（3 月 6 日下午 2 点）到访该病房的学生中，有 1 名学生（1/9）感染 SARS。在首发病例使用雾化器前到访该病房的学生中，有 6 名学生（6/10）感染 SARS。患病学生在发病前 10 天均未接触其他学生或 SARS 患者。患病学生在检查患者时均未佩戴口罩或手套，在检查患者前后洗手的学生中，研究未观察到明显的疾病风险差异。对医院通风系统的研究发现通过送风口和排气格栅的送风和排风气流流速是不平衡的。SARS 患者相邻隔间中扩散器的空气供应量最高（336 L/s），而相邻床位对应的排气

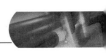

格栅在所有四个功能排气格栅中的排气流量最低（87 L/s）。

此外研究还发现，气溶胶起源于首发病例所在的床位，并在远离该床位的过程中变小并蒸发。这种不平衡和计算出的气溶胶浓度等值线与气溶胶扩散是相符的，因此认为气溶胶传播是此次案例中 SARS 病毒的传播途径。

3.2.5　其他证据

多家医院报告了在对 SARS 患者进行气雾剂治疗过程中出现的医护人员感染病例，表明气雾剂生产过程可能会增加 SARS 传播的风险[130]。Ron 等人[131]通过无创面罩研究了接受高流量氧气治疗的人产生的气溶胶的空间流动。他们观察到，患者呼出的带有潜在病毒颗粒的气溶胶经常延伸到患者身体以外几米的地方。这提供了一个合理的思路来解释 SARS 病毒在急性期患者护理期间或在医院内转运期间的远距离传播机制。WHO 在其发布的关于 SARS 的共识文件[132]中指出，医院中的雾化程序，以及在医院或其他环境中促进传染性呼吸道飞沫或其他潜在传染性物质（如粪便或尿液）雾化的其他操作，均可能会加强气溶胶传播[133]。

3.3　MERS 病毒

中东呼吸综合征（Middle East Respiratory Syndrome，MERS）是一种由 MERS 冠状病毒感染引起的病毒性呼吸道疾病。MERS 病毒的基因序列于 2012 年首次在沙特阿拉伯得到确认，是第六种被发现的人类冠状病毒。MERS 病毒和蝙蝠的冠状病毒较为接近，基因组相似性为 70.1%，与 SARS 病毒基因组相似性为 54.9%。目前的科学证据显示，单峰骆驼是 MERS 病毒的一大宿主，并且是人类感染 MERS 病毒的一个动物来源。截至 2018 年 2 月，MERS 传播至 27 个国家，确诊病例超过 2000 例，死亡率达到 35.0%[134]，80% 的人类病例都与阿拉伯半岛及其附近的国家有关。中东以外发现的病例通常是患者前往中东旅行感染后在中东以外地区发病。2015 年 5 月，MERS 在韩国暴发，导致 2400 余所学校被迫停课，约 16700 人被隔离。在短短 2 个多月内，确诊

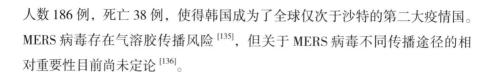

人数 186 例，死亡 38 例，使得韩国成为了全球仅次于沙特的第二大疫情国。MERS 病毒存在气溶胶传播风险[135]，但关于 MERS 病毒不同传播途径的相对重要性目前尚未定论[136]。

3.3.1 案例一：韩国平泽圣母医院

3.3.1.1 案例概述

2015 年 5 月，韩国平泽圣母医院暴发 MERS 病毒院内感染[137]。首发病例曾于 4 月 24 日～5 月 4 日期间出差访问沙特阿拉伯和阿拉伯联合酋长国，在这期间该患者没有接触过骆驼和有呼吸道症状的人。首发病例自 5 月 11 日开始出现发热和咳嗽症状，5 月 15 日～17 日于平泽圣母医院住院并于 5 月 20 日被确诊为 MERS 病毒感染。5 月 18 日～6 月 4 日，平泽圣母医院陆续出现 36 例确诊病例。

3.3.1.2 气溶胶传播可能性分析

通过对首发病例所在病房进行流体动力学模拟实证，发现漂浮在空气中的颗粒会在打开房门的一瞬间涌出病房，扩散至医院同楼层的各个角落。气溶胶扩散模式与病例的空间分布一致[138]。Xiao 等人[139]进行的多途径建模分析结果显示气溶胶传播途径能更好地解释病例的分布情况。此外，首发病例出现症状的时间处于 MERS 病毒 2 ～ 14 天的潜伏期内，具有传染性；其所在病房无通风口及排气口，住院期间未启用空调，构成了一个相对封闭的空间；且疫情期间的低温低湿气候利于病毒存活[140]，为病毒通过气溶胶传播提供了有利的条件。

3.3.2 其他证据

Sung-Han Kim 等人[135]从两家接收 MERS 患者医院的病房中采集空气样本及通过擦拭物体表面采集样本，用 RT-PCR 和免疫荧光法进行检测。在 2 个患者房间、1 个患者卫生间和 1 个公共走廊采集的 7 份空气样本中，有 4 份空气样本检出 MERS 病毒；在 68 个物体表面拭子中有 15 个检出 MERS 病毒[135]，说明 MERS 病毒可以以气溶胶的形式存在于空气中。

另一项研究[141]以韩国 MERS 疫情相关数据为基础，采用定量微生物风险评估法建立模型，结合蒙特卡罗模拟对 MERS 病毒气溶胶的传播患病风险进行评估，四类暴露人群包括同病房内其他患者、护士、护理人员及探视患者人员。结果显示护士、护理人员的患病风险最高，分别为 8.49×10^{-4} 和 7.91×10^{-4}；同病房内其他患者及探视患者人员的患病风险相对较低，分别为 1.29×10^{-4} 和 3.12×10^{-4}。增加房间换气次数可有效降低同病房患者的感染风险，佩戴口罩可降低包括同病房内其他患者、护士、护理人员及探视患者人员 90% 以上的患病风险（图 3-12）。

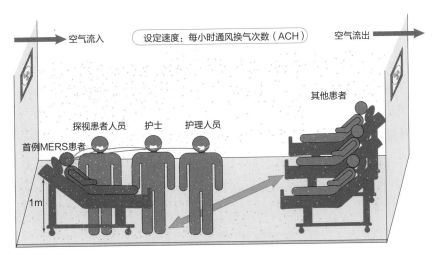

图3-12　MERS病毒气溶胶扩散模拟示意图[141]

Van Doremalen 等人的研究中[41]，将 MERS 病毒在 20 ℃，40% 或 70% 的相对湿度条件下气溶胶化，对收集的气溶胶进行定量实时聚合酶链反应（qRT-PCR）和病毒滴定法分析。利用 qRT-PCR 中已知浓度 10 倍稀释 MERS 病毒核酸的标准曲线生成 $TCID_{50}$ 当量，将代表病毒颗粒总量 $TCID_{50}$ 等效物中的病毒基因组核酸水平与代表 MERS 病毒活病毒量的 $TCID_{50}$ 进行比较。结果显示在相对湿度为 40% 的条件下，MERS 病毒的存活率仅下降了 7%，而在相对湿度为 70% 的条件下 MERS 病毒的存活率下降了 89%（非配对 t 检验，$P = 0.0045$）。Pyankov 等人的研究中，通过制备含有 MERS 病毒

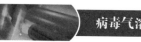
的悬浮液，将其雾化，探究 MERS 病毒在办公环境（25 ℃和79% 相对湿度）和中东地区环境（38 ℃和24% 相对湿度）空气中的活性变化[40]。结果显示，在较低的温度下，MERS 病毒表现出很强的生存能力和稳定性，在气溶胶化 60 min 后，仍有 63.5% 的微生物病毒颗粒具有感染性。两项研究均证明了 MERS 病毒气溶胶的稳定性，MERS 病毒在环境中可存活较长时间，为气溶胶传播途径提供了有力的证据。

3.4　流感病毒

流感是由流感病毒引起的急性呼吸道感染性疾病，病原体分为甲、乙、丙、丁四型流行性感冒病毒，其中甲、乙、丙三型可以感染人类，具有突然暴发、迅速蔓延和波及面广等特点。流感具有一定的季节性，我国北方一般发生在冬季，南方多发生在夏季和秋季。一般情况下，流感的发生可以造成总人群5% ~ 20% 的感染，每年流感可造成全球 5 万 ~ 25 万人死亡。研究发现，气溶胶是流感病毒传播的重要途径之一[115, 142-145]。此外，多项研究通过建立暴露途径模型，进行计量反应评估等方式证实流感病毒通过气溶胶途径传播[142, 145-147]。

3.4.1　案例一：香港威尔斯亲王医院

3.4.1.1　案例概述

2008 年 3 月 27 日，一名 68 岁男性因肺部阴影问题就诊于香港威尔斯亲王医院，在经过一个疗程的抗生素治疗后，情况依然恶化。4 月 1 日，从该患者气管提取的样本中分离出 H3N2 病毒，随后该患者接受隔离治疗。4 月 4 日 ~ 4 月 10 日，该院出现小范围暴发[143]，住院患者中 8 人确诊为流感，均为 H3N2 型（图 3-13）。

3.4.1.2　气溶胶传播可能性分析

对病房的气流进行流体动力学分析，发现病例的空间分布遵循定向气流模式，与 CFD 估算的气溶胶扩散模式一致。对 9 名确诊流感患者所在病房的空气循环系统进行调查，每个病房的墙壁上均配有高效微粒空气过滤器（High Efficiency Particulate Air Filter, HEPA），病房内的空气由此被吸入，经过滤后再由病房顶端的散流器注入病房，完成病房内空气的循环过程。对各个病房的空气回流进行测定，发现病房 C 的空气回流速度高于病房 B，推测病房 C 中含有病毒的空气会被"推"到走廊以及病房 B 之中，从而造成了病房 B 的患者流感患病率更高的情况（首发病例所在病房 C 患病率为 20.0%，与病房 C 相隔 2 m 宽走廊的病房 B 患病率为 22.2%）。

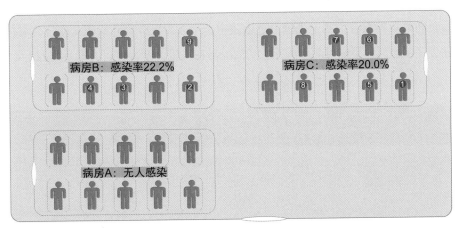

图3-13　威尔斯亲王医院确诊患者分布示意图[143]

研究对 9 名病例的发病时间进行流行病学回顾，流行曲线表明传染源为点源模式，而不是连续传播，病例发病时间均处于流感病毒潜伏期内。二号病例于首发病例住院后第 3 天出现症状，而二号病例位于病房 B，且两病房之间相隔一条 2 m 宽走廊。在此次暴发过程中，首发病例和大多数其他住院患者在患病期间不能活动，可以排除直接接触而传播的可能。

3.4.2　案例二：阿拉斯加航空客机

3.4.2.1　案例概述

1977 年 3 月 14 日，一架载有 54 人（包括 5 名机组人员和 49 名乘客）

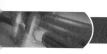

的喷气式客机因发动机故障在地面延误了3h。延误期间，大多数乘客滞留在飞机上。72h内，有72%的乘客出现不同程度的咳嗽、发热等症状[148]。

3.4.2.2 气溶胶传播可能性分析

流行病学调查结果显示，感染源是飞机上唯一的一名流感患者，该名乘客在飞机延误期间一直滞留在机舱内，且曾出现严重的咳嗽症状；疫情流行曲线为单峰，病例散在分布，符合气溶胶扩散模式；飞机延误期间，通风系统关闭近2h，构成封闭空间。30名乘客一直滞留在机舱内，其余人分别在客机上停留不同时间。在客舱中停留时间较长的乘客的感染率显著高于在客舱中停留时间较短的乘客。鉴于飞机上过道狭窄，绝大多数乘客并未离开座位，可排除直接接触而感染的可能。流感患病情况与在飞机上停留时间的关系见表3-4。

表3-4 流感患病情况与在飞机上时间的关系

时间（h）	发患者数占比 （发患者数/存在风险人数）	发病率（%）
<1	8/15	53
1～3	5/9	56
>3	25/29	86

（$\chi^2 = 6.657$，$P<0.05$）

3.4.3 案例三：美国某海军基地

3.4.3.1 案例概述

1986年10月10日～11月7日，美国佛罗里达州的基韦斯特海军基地暴发流感疫情，先后有60人出现呼吸道感染症状，3名患者分离出流感病毒。

3.4.3.2 气溶胶传播可能性分析

经流行病学调查，结果显示60人中的41人（68%）来自同一连队，该连的114人曾于1986年10月17日～28日期间前往波多黎各执行任务，首发病例在连队离开基韦斯特36h后（10月19日）发病。发病的41人中，14人在波多黎各出现呼吸道感染症状，均为士兵，在波多黎各期间混住在

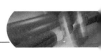

3 ～ 4 人 / 间的房间内，且其中 10 人居住的房间位于同一楼层的同一侧；24 人在返回后 3 天内出现感染症状，其中有 23 人曾乘坐了两架军用 DC-9 飞机中的一架，空中航行时间 2.5 h，其余 3 人在返回 72 h 后出现感染症状[149]。

　　19 名非该连队的患者中，有 8 人在海军医疗诊所工作。1986 年 10 月 16 日，该诊所中出现首位患者，伴发热、咳嗽、肌肉疼痛等症状，17 号该患者仍在诊所工作。在接下来的 6 天内，4 名医务人员发病。经调查，连队的首位病例被证实在出发前曾接触过在海军医疗诊所有症状的一名员工，且该员工被检出恢复期高滴度 H1N1 流感病毒。

　　值得注意的是，在波多黎各期间，士兵混住在一个大房间内，存在床位较远的士兵被感染的情况；在乘坐飞机返航期间，同样出现距离患者座位较远的士兵被感染的情况，因此不排除气溶胶传播的可能。

3.4.4　动物研究证据

　　研究发现，豚鼠对 Pan/99 流感病毒易感。Lowen 等人[60]将 4 对豚鼠分别放置于 4 个笼子中，其中笼子 1 和笼子 2 中的两对豚鼠被接种 Pan/99 流感病毒 24 h 后，将装有 1 对未感染豚鼠的笼子 3 放置于笼子 1 旁，将装有 1 对未感染豚鼠的笼子 4 放置于与笼子 2 距离 91 cm 的位置。从接种后 48 h 开始，每隔 48 h 对实验动物进行一次鼻腔冲洗，根据鼻腔冲洗液中病毒滴度确认每只动物的感染状态。结果显示，笼子 3 和笼子 4 中分别有 1 只豚鼠在第 2 天感染，两个笼子中的另外 1 只豚鼠均在第 4 天感染，可能是被同笼先感染的豚鼠传染所致。由于受感染的动物并不会出现咳嗽症状，因此可以排除飞沫传播的可能性。流感病毒 Pan/99 不仅可在同笼的豚鼠间进行传播，还可在相隔 91 cm 的两笼豚鼠间传播。因此可以判断 Pan/99 流感病毒可以通过飞沫进行传播，而且不排除存在经气溶胶传播的可能性。

　　另一项实验[150]在温度保持在 20 ℃、相对湿度保持在 20% 及室内空气内循环的条件下进行，探究流感病毒近距离和远距离气溶胶传播的可能性。该研究将 4 只鼻腔接种 Pan/99 流感病毒的豚鼠分别放置在 4 个笼子中，笼子相邻而放。24 h 后，将另外 4 个分别装有 1 只未感染豚鼠的笼子放置在距

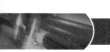

离装有感染流感病毒豚鼠笼子 80 cm 的位置。每隔 24 h 对豚鼠进行鼻腔冲洗，根据鼻腔冲洗液中病毒滴度确认每只动物的感染状态，该实验中有 2 只豚鼠被感染。将 4 只鼻腔接种 Pan/99 流感病毒的豚鼠放置在同一笼子中，24 h 后，将另外 4 个分别装有 1 只未感染豚鼠的笼子放置在距离装有感染流感病毒豚鼠笼子 107 cm 的位置。每隔 24 h 对豚鼠进行鼻腔冲洗，根据鼻腔冲洗液中病毒滴度确认每只动物的感染状态，该实验中有 3 只豚鼠被感染。重复该项实验，有 1 只豚鼠被感染。综上所述，在暴露 2 天后，距离感染豚鼠 80 cm 和 107 cm 的未感染豚鼠中均有出现感染的情况，表明 Pan/99 流感病毒可以通过气溶胶远距离传播。

3.4.5　其他证据

3.4.5.1　呼气、咳嗽、打喷嚏过程中产生的气溶胶

某项研究[151]对呼气和咳嗽产生的生物气溶胶颗粒进行比较，从伴有流感样症状的大学生中招募 61 名志愿者，使用气溶胶采样器收集咳嗽和呼气过程中产生的气溶胶粒子，采用病毒复制试验检测样本中流感病毒活性。结果显示，从 53 名调查对象产生的生物气溶胶样本中检出有活性的甲型流感病毒，其中 28 份（53%）由咳嗽产生，22 份（42%）由呼气产生。甲型流感病毒颗粒在咳嗽产生的气溶胶中检出率更高，但由于呼吸的频率远高于咳嗽的频率，因此随着时间的推移，呼吸可能产生更多的感染性气溶胶颗粒。另一项研究[152]对打喷嚏和咳嗽产生的生物气溶胶进行了比较，结果显示打喷嚏产生的生物气溶胶（粒径小于 10 μm）多于咳嗽产生的生物气溶胶。打喷嚏和咳嗽造成的风险概率分别为 0.075 ~ 0.300 和 0.075 ~ 0.076；打喷嚏的基本再生数（R_0）为 4 ~ 17，咳嗽的基本再生数（R_0）为 4，表明打喷嚏有较高的感染风险。

Fabian P 等人[19]对香港三家诊所 3 天以内出现流感症状并通过快速检测确诊为甲型或乙型流感的病例进行研究。收集每个调查对象呼出的气体，用光学粒子计数器检测呼出气体中的微粒浓度。12 名受试者（7 名受试者感染 B 型流感病毒，5 名受试者感染 A 型流感病毒）呼出的气体中，4 名（33%）

受试者的呼气中检测到流感病毒核酸。其中 7 名感染 B 型流感病毒的受试者中有 1 名（14%）检测到流感病毒核酸，5 名感染 A 型流感病毒的受试者中有 3 名（60%）检测到流感病毒核酸。呼出的流感病毒核酸生成率为每分钟 3.2 ~ 20 个核酸拷贝，且超过 87% 的呼出颗粒物直径小于 1 μm，大于 5 μm 的不足 0.1%。Lindsley 等人[153] 的研究，招募有流感症状的患者并收集鼻咽拭子及咳嗽产生的气溶胶，qRT-PCR 分析取样器中流感病毒核酸的含量。在 58 名受试者中，有 47 名经 qRT-PCR 检测为流感病毒阳性，其中 38 名（81%）在咳嗽产生的气溶胶中检出流感病毒核酸。35% 的流感病毒核酸包含在空气动力学直径为 4 μm 的颗粒中，23% 的病毒核酸包含在空气动力学直径为 1 ~ 4 μm 的颗粒中，42% 的病毒核酸包含在空气动力学直径小于 1 μm 的颗粒中。Papineni 等人[154] 对健康受试者呼气产生的颗粒物进行检测，发现大多数颗粒直径小于 0.3 μm。Yan 等人[155] 的研究，通过 qRT-PCR 从 355 名患有急性呼吸系统疾病的志愿者中筛选 142 名患流感的受试者进行研究，其中 89 人患甲型流感，50 人患乙型流感，3 人同时患甲型和乙型流感。在 76% 的细气溶胶样本和 40% 的粗气溶胶样本中检出流感病毒核酸。这些结果表明，流感患者咳嗽及呼气时会释放出含有流感病毒的气溶胶颗粒，且随着时间的推移，呼气会产生更多的颗粒，甚至超过咳嗽或打喷嚏产生的颗粒数量[156]。

Dudalski 等人[157] 利用粒子图像测速和热丝测速技术，收集 58 名 18 ~ 35 岁受试者在特定封闭空间咳嗽 3 次产生的气溶胶并进行热线测量，通过建立流体动力学模型模拟咳嗽的瞬态行为。结果显示，咳嗽产生的气流在 2.5 m 以外仍保持 200 mm/s 的速度移动。说明流感病毒气溶胶存在远距离传播的可能。

3.4.5.2　空气样本中流感病毒气溶胶的检测

Blachere 等人[53] 通过收集某医疗机构急诊室内的气溶胶样本，采用 qRT-PCR 方法对样本进行分析，在 14 个样本中检出甲型流感病毒。在大于 4 μm 的颗粒中，核酸最大回收量相当于 15532 $TCID_{50}$，在 1 ~ 4 μm 的颗粒中，核酸最大回收量相当于 13426 $TCID_{50}$。Kristen 等人[37] 在一所公立小学开展为

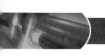

期 8 周的研究，采集 128 份空气样本，使用 qRT-PCR 对其中的流感病毒 M 基因进行检测。结果显示，在 96 份室内空气样本中有 5.2%（5/96）检出流感病毒，大多数粒子直径小于等于 4 μm。Yang 等人[158] 在 2009 ~ 2010 年流感季节期间从托儿所、体检中心及三架飞机室内（舱内）采集的 16 份空气样本（托儿所采集 4 份，体检中心采集 9 份，飞机采集 3 份）中，有 8 份（托儿所 3 份，体检中心 3 份，飞机 2 份）检出甲型流感病毒，基因组浓度在 5800 ~ 37000 copies/m³ 之间。室内生物气溶胶动力学研究结果显示，检出的流感病毒可以以气溶胶的形式漂浮在空气中，经呼吸吸入并沉积在呼吸道深处。

3.4.5.3　流感病毒气溶胶感染剂量

某项实验中[159]，23 名年龄介于 21 ~ 40 岁的男性志愿者通过面罩吸入 10 L 由悬浮液气溶胶化的直径为 1 ~ 3 μm 的流感病毒气溶胶粒子。每日采集志愿者咽拭子及检测血清中抗体水平判断感染进程，通过该方法探究流感病毒气溶胶的最小感染剂量。结果显示，调查对象半数人群感染的最小剂量范围在 1 ~ 126 $TCID_{50}$，平均感染的最小剂量为 3 $TCID_{50}$。调查对象中其中一半感染的最小剂量为 5 $TCID_{50}$，另一半感染的最小剂量为（0.6 ~ 3.0）$TCID_{50}$。流感病毒通过气溶胶传播感染所需的剂量远远低于鼻腔感染所需的剂量。其他研究显示[19, 160]，人群气溶胶感染剂量约为 1.95×10^3 个复制基因组，1 $TCID_{50}$ 中含有 300 ~ 650 个流感病毒。

3.5　诺如病毒

诺如病毒（norovirus）是一组杯状病毒属病毒，其原型株诺瓦克病毒于 1968 年在美国诺瓦克市被分离发现。由于该组病毒极易变异，此后在其他地区又相继发现并命名了多种类似病毒，因此称为诺如病毒。诺如病毒感染性强，一般在接触后十几个小时或者几天内发病[161]，是引起非细菌性腹泻暴发的主要病因。其传播途径一般包括食用或饮用受病毒污染的食物或水、直接接触呕吐物或排泄物、间接接触被呕吐物或排泄物污染的物体、接触排泄物或呕吐物产生的气溶胶等[162]。关于诺如病毒的气溶胶传播仍存在一定争议，支持诺如病毒气溶胶传播的案例如下。

3.5.1　案例一：丽水某小学

3.5.1.1　案例概述

2009 年 3 月 17 日，丽水市某小学某班级一位学生在上课期间发生呕吐，此后至 3 月 22 日，该班级陆续有超过 18 人出现胃肠道症状[163]。丽水市疾病预防控制中心对采集的 14 份肛拭子及 1 份呕吐物进行荧光 PCR 检测，发现其中 4 份肛拭子及呕吐物检出诺如病毒阳性。

3.5.1.2　气溶胶传播可能性分析

首发病例在 17 日凌晨 2 点出现多次腹泻并伴阵发性腹痛，体温 41 ℃。同日上午，该病例带病到校上课，并在教室座位上发生呕吐 1 次。20 日，检验该病例采集的肛拭子诺如病毒仍呈阳性，提示其 17 日的呕吐物中含有较高浓度的诺如病毒颗粒。疫情流行曲线为单峰，发病高峰在诺如病毒潜伏期内，气溶胶扩散模式与多数病例的发病时间及座位分布一致。由于该病例呕吐发生在上课时间，因此未及时对呕吐物进行清理。呕吐发生时教室门及窗户均关闭，没有空气对流，构成封闭空间，且天气闷热，温度为 27.0 ~ 29.5 ℃，为病毒通过气溶胶传播提供了有利的条件。流行病学调查结果显示该校无食堂，不提供共同饮用水，饮用水需学生自带。发病学生无共同就餐史及饮水史，可排除食用或饮用受病毒污染的食物或水的可能；多数学生夜间在家中发病，可排除中暑、群体性癔症的可能。

3.5.2　案例二：桂林市某幼儿园

3.5.2.1　案例概述

2018 年 4 月 25 日，桂林市某幼儿园学前 1 班某 6 岁学生发生 2 次呕吐，此后至 4 月 28 日，该班级陆续有超过 14 人出现胃肠道症状[164]。4 月 28 日

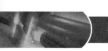

采集 6 例患儿肛拭子及呕吐物标本，结果显示 6 例患儿标本均检出诺如病毒 GⅡ 型阳性。

3.5.2.2 气溶胶传播可能性分析

首发病例于 4 月 25 日上午 8 点上学前出现头晕、恶心等症状，上午 10 点半和下午 1 点分别在班上呕吐 2 次。生活老师 2 次清理呕吐物均是直接清扫后用清水擦拭地板，再喷洒 84 消毒液，未遵循"消毒－清理－消毒"的规范流程进行消毒处理，且在清理过程中未将班上儿童转移出教室。尤其第 2 次清扫呕吐物是在门窗关闭的情况下进行，直到下午 2 点半才打开门窗。清扫过程中可能导致呕吐物中的诺如病毒通过扬灰形成气溶胶散播至整个教室，造成局部范围的共同暴露感染，封闭的空间增大了班级内儿童感染的风险。流行曲线呈单峰，提示此次疫情为点源暴露，发病高峰时间为首发病例呕吐 34 h 后，处于诺如病毒潜伏期内，与气溶胶扩散模式吻合。流行病学调查发现该幼儿园设独立食堂，统一提供餐食及餐具，食品和工具均生熟分开。对 4 月 26 日～ 28 日食品留样标本进行检测，结果为阴性，可排除食用受感染食物而感染的可能。幼儿园提供用水由食堂烧开后灌至班上不锈钢水桶，水桶每日清洗消毒，水杯在使用前统一消毒且不交叉使用。饮用水标本检测结果为阴性，可排除饮用受病毒污染的水而感染的可能。4 名食堂员工均持健康证上岗，疫情发生 7 天以来未出现呕吐、腹泻、发热等症状，且肛拭子标本均为阴性，可排除食堂员工直接接触儿童而导致感染的可能。

3.5.3 案例三：英国某学校

3.5.3.1 案例概述

2001 年 6 月 25 日，英国某学校（小学和幼儿园）的一名学生缺勤，10 天后，该机构暴发大规模肠道疾病疫情，共导致 492 人出现呕吐、腹泻等胃肠道症状，186 名学生因病缺课[165]。

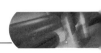

3.5.3.2　气溶胶传播可能性分析

对 7 例粪便标本进行聚合酶链反应扩增序列分析，结果显示 5 个阳性样本中有相同的单一病毒株，提示为共同的感染源；发病呈点源性，符合气溶胶化的病毒颗粒感染模式，出现过呕吐的教室的学生发病的风险高于没有呕吐发生的教室，且出现过呕吐次数越多的教室，学生发病的风险越高（表 3-5）。

表3-5　教室内呕吐次数的感染率及其风险结果表

在教室内呕吐次数	感染率（%）	未调整 *OR*（95% 置信区间）	*P* 值	调整 *OR*（95% 置信区间）*	*P* 值
0	23/147（15.6）	1.0	<0.001	1.0	<0.001
1	78/236（33.1）	2.7（1.6，4.5）	<0.001	5.1（2.2，11.6）	<0.001
2	23/65（35.4）	3.0（1.5，5.8）	0.002	3.9（1.8，8.6）	0.001
3	29/44（65.9）	10.4（4.8，22.4）	<0.001	14.6（5.9，36.5）	<0.001

注：* 校正性别、年龄、教室所在的建筑。

由于出现呕吐情况后均立即清理，可排除接触呕吐物传染的可能；学生在固定的教室上课，不存在换教室的情况，可排除直接接触病患而感染的可能；呕吐并未发生在进餐的房间，可排除食用受污染的食物而感染的可能。

3.5.4　其他证据

Laetitia 等人[166] 在加拿大某地区诺如病毒感染暴发期间，从 8 家医疗机构收集 48 份空气样本。其中 26 份来自有胃肠道症状的患者的病房内，16 份来自有胃肠道症状的患者的病房外走廊或公共休息室，6 份来自护士站。检测结果显示 8 家医疗机构的空气样本中有 6 家检出诺如病毒。说明在感染暴发期间，医疗机构的空气中，甚至在患者所在病房外的空气中存在诺如病毒颗粒，即诺如病毒可以以气溶胶形式存在于环境中。

Masclaux 等人对废水处理厂中的空气是否存在诺如病毒进行了研究，分别在冬季（平均温度 4 ℃）和夏季（平均温度 21 ℃）从 31 个不同规模的生活污水处理厂采集空气样本，123 个空气样本中有 3 个空气样本检出诺如病毒[167]。由此推测废水处理厂在处理废水的过程中会产生不同大小粒径的气溶胶，废水中的病毒可经气溶胶化进入空气中。由于诺如病毒感染性极强，18 个病毒颗粒即可致病，且诺如病毒在环境中存活能力强，会对免疫功能低下的人群构成不容忽视的风险。

3.6　埃博拉病毒

埃博拉病毒病是由埃博拉病毒（Ebola virus）引起的一种急性传染病，病死率可高达 90%，是病死率最高的传染病之一[168]。埃博拉病毒于 1976 年在中非地区的暴发疫情中首次发现[169]。1976 年 6 月～ 7 月，苏丹南部毗邻热带雨林的镇上出现了第一例埃博拉病毒病病例，病例来自当地一家棉花工厂，随后播散至相邻地区，并在一家医院发生严重传播。该疫情一直持续至 1976 年 11 月，约产生 15 代人传人病例，共报告 284 例病例，死亡 151 人。目前，确认埃博拉病毒属包括 5 个亚型，即扎伊尔型（Zaire ebola virus，ZEBOV）、苏丹型（Sudan ebola virus，SEBOV）、塔伊森林型（Taï Forest ebola virus，TAFV）、本迪布焦型（Bundibugyo ebola virus，BDBV）和莱斯顿型（Reston ebola virus，RESTV）。其中，扎伊尔型引发的疫情次数和病例数最多，其病死率（47%～ 90%）整体高于苏丹型（36%～ 65%）和本迪布焦型（25%～ 36%）。塔伊森林型至今仅报告 1 例感染发病者。莱斯顿型病毒与美国、意大利和菲律宾的多起在猕猴中暴发的疫情相关，美国和意大利的感染猕猴均来自菲律宾[170-175]。尽管埃博拉病毒已经在多个国家出现，目前仍然没有被批准上市的针对埃博拉病毒病的疫苗，有应用前景的疫苗也尚处在漫长的临床试验阶段。现阶段埃博拉病毒病疫情预防控制的主要策略是早期发现病例、及时调查处置、追踪观察密切接触者，以及有效的医院内和社区的感染控制。

据 WHO 声明，截至 2015 年 4 月 11 日，已有 846 名医护人员感染埃博拉病毒，其中 503 名死亡，病死率超过 58.2%。虽然目前尚未发现非直接接触患者而感染的病例，但大量的实验研究[176]已经证明埃博拉病毒可通过气

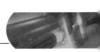

溶胶感染致病，因此并不排除埃博拉病毒通过气溶胶在人际间传播的可能性。2004 年，Leffel 等 [177] 发表在 *Biosecurity and bioterrority* 上的文章，以及同年 Salvaqqio 等 [178] 发表在 *Dermatologic Clinics* 上的文章都在强调以气溶胶形式存在的埃博拉病毒是一种具有很大风险的潜在生物战剂。

3.6.1　案例一：首例感染埃博拉病毒的美国护士

3.6.1.1　案例概述

2014 年 9 月 25 日，一名 45 岁的男子（患者 1）在 5 天前从利比里亚抵达美国，他前往得克萨斯州达拉斯市的急诊科就诊时被诊断为埃博拉病毒阳性，这是美国第一例确诊的输入性埃博拉病毒感染病例 [179]。10 月 11 日，一名曾直接护理患者 1 的护士（患者 2）出现发热（38.1 ℃）和喉咙痛；当天晚些时候，经 RT-PCR 证实她感染了埃博拉病毒。10 月 14 日，第二名有类似接触史的护士（患者 3）出现发热（38.1 ℃）和皮疹，10 月 15 日经 RT-PCR 确诊感染埃博拉病毒。

3.6.1.2　气溶胶传播可能性分析

根据医疗记录，患者 1 从 9 月 28 日在医院接受隔离治疗到 10 月 8 日死亡之前，患者 2 每天多次到病房护理患者 1。据称，她当时按照规定从始至终身穿防护服、手套、口罩和防护罩等防护装备。美国疾病预防控制中心认为，感染有可能是在给患者 1 做肾透析、拿掉呼吸机设备或者在脱掉个人防护设备的过程中发生的。患者 1 死亡前护士曾给他进行过可能产生气溶胶的操作（如插管），但尚不清楚这些操作是否会导致病毒被传播给卫生保健工作者。根据目前已有的证据还不足以说明埃博拉病毒可以在人群中通过气溶胶进行传播。

3.6.2　动物研究证据

1995 年有学者报道用恒河猴作为感染埃博拉病毒的实验动物，将含有感染动物分泌物、排泄物的飞沫通过空气与健康猴接触，最终证实了气溶胶在埃博拉病毒传播中的作用 [180]。在实验中，6 只恒河猴被随机分为三组，每

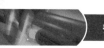

组两只，分别为低吸入剂量组、高吸入剂量组和非传染性气雾剂组（对照组）。所有恒河猴都被单独关在不锈钢笼子里并且在埃博拉病毒气溶胶实验前丝状病毒反应抗体均为阴性，所有猴子每天都要接受临床疾病检查。实验结束后发现所有接触过埃博拉病毒气溶胶的猴子都患上了一种类似于埃博拉病毒病的迅速致命的疾病。

经气溶胶途径感染埃博拉病毒的猴子，与既往研究中经肠外注射感染埃博拉病毒的猴子表现出类似的症状。通过电镜观察发现，雾化暴露后病毒在肺和支气管淋巴结内复制，胞外病毒在肺泡内积聚。大量的细胞外埃博拉病毒抗原存在于暴露于气雾剂的猴子的鼻部、口腔和肺气道黏膜表面的分泌物中,这有力地证明了气雾剂可能会导致埃博拉病毒的二次传播。尸检结果显示，通过气溶胶途径感染的动物，会出现以支气管为中心的轻度到中度、片状的间质性肺炎。对恒河猴进行的埃博拉病毒感染实验已经可以证明埃博拉病毒可以通过气溶胶在动物之间传播。

3.7 小结

3.7.1 病毒气溶胶传播合理性与风险评价

通过分析案例中流行病学、模型模拟及动物模拟实验等研究数据以及气溶胶研究专家 Rachael M. Jones 等人提出的病毒气溶胶传播合理性的评分依据（表 3-6）对新冠病毒气溶胶传播的合理性进行评分。

表3-6　气溶胶传播合理性评分等级表[62]

条件	评分等级特征		
	弱（1分）	中等（2分）	强（3分）
气溶胶的产生	- 病原体存在于患者的体液中； - 可以在感染部位的表面检测出病原体	- 治疗过程中可导致含有病原体的体液雾化； - 感染的动物模型释放的气溶胶中检测出病原体	- 从患者排出或产生的气溶胶中直接检测出病原体

续表

条件	评分等级特征		
	弱（1分）	中等（2分）	强（3分）
病原体的存活能力	- 病原体、实验中可以替代病原体的微生物或实验室培养的菌株，采用非培养方法可以在物体表面存在数小时	- 采用非培养方法，病原体在环境条件下于实验室培养基或体液中存在数小时； - 替代或实验室培养的菌株，使用基于培养的方法，在环境条件下于实验室介质或体液中存活数小时	- 通过实验室培养，病原体可在空气、实验室介质或体液中存活数小时； - 存在远距离空气传播的流行病学依据
气溶胶的侵染能力	- 动物模型中的靶组织可以被气溶胶侵染	- 已有研究结果证明，人体组织可通过非气溶胶途径感染，且不排除可通过气溶胶途径感染； - 具有通过气溶胶途径被感染的动物模型研究依据	- 已具有人体组织通过气溶胶途径感染的实验依据

根据各个病毒气溶胶传播合理性证据等级评分，以及 WHO 提供的各病毒风险级别[181-183]，参照 Rachael M. Jones 等人提出的气溶胶传播风险等级，我们梳理出新冠病毒与其他病毒经气溶胶传播的风险等级对比（表 3-7），评价新冠病毒气溶胶传播的风险并打分。

表3-7 病毒气溶胶传播风险等级一览表[184]

证据权重	风险级别			
	1	2	3	4
9				
8		流感病毒	新冠病毒	
7		诺如病毒	SARS 病毒	埃博拉病毒
6			MERS 病毒	
5				
4				
3				

WHO 暂未给出新冠病毒风险等级。我们认为，鉴于新冠病毒与 SARS 病毒的基因、活性等方面的相似度，将其与 SARS 病毒列入相同风险级别（3级）是合理的。从表 3-7 不难看出，新冠病毒气溶胶传播的评分（8 分）与等级较 SARS 病毒略高，与结核病的气溶胶传播风险相近，具备气溶胶传播的高度可能性和风险。各种病毒气溶胶的产生、存活能力、侵染能力三项评价的分数见表 3-8。

表3-8　病毒气溶胶传播合理性各项评分

条件	病毒评分					
	新冠病毒	SARS病毒	MERS病毒	流感病毒	诺如病毒	埃博拉病毒
气溶胶的产生	3	2	1	3	2	2
病原体存活能力	2	3	3	3	3	3
气溶胶侵染能力	3	2	2	2	2	2
总分	8	7	6	8	7	7

3.7.1.1　新冠病毒气溶胶传播评分依据

病毒经气溶胶传播的评分证据主要从以下三方面进行评价：①病毒气溶胶由感染者产生；②病毒可在气溶胶中存活一定时间并具有感染能力；③病毒气溶胶可到达靶组织并引起感染。

气溶胶的产生：新冠病毒存在于呼吸道分泌物、尿液、粪便等人体分泌物中[24, 69]。呼吸道分泌物可通过咳嗽、气管插管等操作雾化产生气溶胶，粪便和尿液则可通过冲刷排泄物产生含有病毒的气溶胶[28]。国内外多项研究指出在患者周围环境及空气中检出了新冠病毒核酸，且有研究指出在医院的气溶胶样本中检出具有活性的新冠病毒。因此，此部分评分为 3 分。

病原体存活能力：多项研究在医院隔离病房[70]、发热门诊、导诊台等处的空气、物体表面、门把手等环境样本，以及密切接触新冠病毒感染者的医护人员样本检测到新冠病毒阳性[21]，且新冠病毒能在气溶胶中存活达

3 ～ 16 h[59, 73]。另外，国内外多项流行病学研究证据表明新冠病毒气溶胶可在多种环境或场所中传播，如餐厅、唱诗班、公寓间和公共汽车等。因此，此部分评分为 2 分。

气溶胶侵染能力：新冠病毒气溶胶在适当的生物、物理和环境条件下可通过呼吸到达 ACE2 受体所在的呼吸道，并引发肺部感染。已有多种动物模型研究证明新冠病毒在没有直接接触的情况下，仍可进行传播并在呼吸道中复制。因此，此部分评分为 3 分。

综上，根据气溶胶研究专家 Rachael M. Jones 等人提出的气溶胶传播生物学合理性证据质量进行等级评分，新冠病毒评分为 8 分，认为新冠病毒具备气溶胶传播的可能。

3.7.1.2　SARS 病毒气溶胶传播评分依据

气溶胶的产生：SARS 病毒可于患者口、鼻部检出，而呼吸道分泌物可通过咳嗽、喷嚏等生理活动以及气管插管[24]等医疗操作形成气溶胶。此外，SARS 病毒在患者粪便和呕吐物中检出，排泄物的清理过程中（马桶冲水、污水管道等）也可形成含有病毒的气溶胶[28]。因此，此部分评分为 2 分。

病原体存活能力：研究证明室温状态下，SARS 病毒可在粪便、唾液、物体表面等存活数天。美国国立卫生院的研究证实 SARS 病毒可在气溶胶中存活 3 h（温度 21 ～ 23 ℃，相对湿度 65%）。因此，此部分评分为 3 分。

气溶胶侵染能力：动物实验研究表明鼻内滴注会导致感染 SARS 病毒。SARS 病毒的人类细胞受体为 ACE2，它存在于肺细胞、肺上皮祖细胞，以及肺部其他细胞。气溶胶可以被吸入并沉积在 SARS 病毒受体所在的鼻腔和肺部。因此，此部分评分为 2 分。

综上，根据气溶胶研究专家 Rachael M. Jones 等人提出的气溶胶病毒评分，SARS 病毒气溶胶评分为 7 分，认为 SARS 病毒具备气溶胶传播的可能。

3.7.1.3　MERS 病毒气溶胶传播评分依据

气溶胶的产生：目前尚缺乏直接检测气溶胶中 MERS 病毒的相关研究。通过对韩国平泽圣母医院 MERS 疫情暴发中的首发病例所在病房进

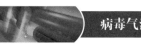

行 qRT-PCR 和免疫荧光法检测，结果显示 MERS 患者隔离病房、走廊以及洗手间的空气和周围环境中广泛存在 MERS 病毒污染。Esam I. Azhar 等人通过采集某个死于 MERS 病毒的患者的鼻拭子和一只伴流涕症状的单峰骆驼的鼻拭子，分离 MERS 病毒并进行测序，结果显示两个分离株的全基因组序列完全相同。因此，此部分评分为 1 分。

病原体存活能力：实验室研究结果显示，气溶胶中的 MERS 病毒在温度 25 ℃和相对湿度 79% 的办公环境，以及温度 38 ℃和相对湿度 24% 的中东地区气候条件下均表现出很强的生存能力和稳定性。在相对湿度为 40% 条件下，MERS 病毒的存活率仅下降了 7%，释放到环境中的 MERS 病毒在 48 h 后仍可被检出。在气溶胶化后 60 min 后，仍有 63.5% 的病毒颗粒具有感染性。因此，此部分评分为 3 分。

气溶胶侵染能力：动物模型研究结果显示，用表达 hDPP4 的腺病毒载体转染 BALB/c 和 B6 小鼠，与间质性肺炎和病毒抗原相关的 MERS 病毒可在小鼠肺中复制。hDPP4 转基因小鼠可通过动物鼻式气溶胶暴露装置感染 MERS 病毒，且疾病症状及肺部病理与人类相似。因此，此部分评分为 2 分。

综上，根据气溶胶研究专家 Rachael M. Jones 等人提出的气溶胶病毒评分，MERS 病毒气溶胶评分为 6 分，认为 MERS 病毒具备气溶胶传播的可能。

3.7.1.4 流感病毒气溶胶传播评分依据

气溶胶的产生：研究指出，感染者的生物气溶胶样本中可检出流感病毒核酸，以及具有活性的流感病毒。此外，咳嗽和呼气均可产生流感病毒气溶胶，且随着时间的推移，呼气会产生更多的含病毒气溶胶颗粒，甚至超过咳嗽或打喷嚏产生的数量。因此，此部分评分为 3 分。

病原体存活能力：研究指出流感病毒患者咳嗽后产生的气流在 2.5 m 以外仍然保持较高的速度进行移动，说明流感病毒气溶胶存在远距离传播的可能。此外，研究人员在医疗机构、流感季节期间幼儿园、体检中心及飞机舱内等多地的空气样本中检出流感病毒，浓度可达 3.7×10^4 copies/m³，室内生物气溶胶动力学研究结果显示，检出的流感病毒可以以气溶胶的形式漂浮在

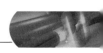

空气中，经呼吸吸入并沉积在呼吸道深处。因此，此部分评分为 3 分。

气溶胶侵染能力：动物实验研究表明，流感病毒可通过气溶胶途径感染相隔 107 cm 的不同隔间内的豚鼠模型。因此，此部分评分为 2 分。

综上，根据气溶胶研究专家 Rachael M. Jones 等人提出的气溶胶病毒评分，流感病毒气溶胶评分为 8 分，流感病毒具备气溶胶传播的可能。

3.7.1.5　诺如病毒气溶胶传播评分依据

气溶胶的产生：诺如病毒可通过患者呼吸道分泌物经咳嗽、打喷嚏、呕吐等生理活动排出。感染者的呕吐物及排泄物中均可检出诺如病毒，呕吐物排出过程以及排泄物清理过程（如马桶冲水）可产生大量气溶胶。通过非培养方法在诺如病毒感染暴发的环境表面（马桶座圈、水龙头、门把手、家具等）上检出诺如病毒的研究不少 [185-187]，此外，研究人员在医疗机构的空气样本中检出诺如病毒，包括患者所在病房外的空气。因此，此部分评分为 2 分。

病原体存活能力：研究人员在感染者呕吐物中检出诺如病毒，在废水处理厂的空气样本中检出诺如病毒，诺如病毒在环境中的存活能力较强，可能通过处理废水过程中产生的气溶胶进入空气中。诺如病毒可在玻璃、不锈钢等材料上存活数天 [188]。目前为止，诺如病毒在空气中的存活时间尚缺乏数据支持。但很多诺如病毒暴发案例的流行病学研究指出气溶胶传播的可能性不能被排除 [189-191]，这意味着诺如病毒可在空气中存活一定时间。因此，此部分评分为 3 分。

气溶胶侵染能力：人体可通过食用或饮用受诺如病毒污染的食物或水、直接接触呕吐物或排泄物、间接接触被呕吐物或排泄物污染的物体、摄入呕吐物或排泄物产生的气溶胶等途径感染诺如病毒 [162]。诺如病毒感染性强，18 个病毒颗粒即可致病。在小鼠模型中，鼻腔灌输诺如病毒后在胃肠道系统有检出病毒 [192, 193]，而人体也存在呼吸道与胃肠道系统的共同通道，吸入诺如病毒气溶胶后同样可能导致胃肠道暴露。因此，此部分评分为 2 分。

综上，根据气溶胶研究专家 Rachael M. Jones 等人提出的气溶胶病毒评分，诺如病毒气溶胶评分为 7 分，诺如病毒具备气溶胶传播的可能。

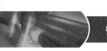

3.7.1.6　埃博拉病毒气溶胶传播评分依据

气溶胶的产生：埃博拉病毒广泛存在于患者的唾液、粪便、血液和其他体液中[194]，这些物质可以通过咳嗽、气管插管等操作雾化产生气溶胶。因此，此部分评分为 2 分。

病原体存活能力：埃博拉病毒所属的丝状病毒[196]被证实在气溶胶中相对稳定，Fischer 等人[195]发现在温度 22 ℃和相对湿度 80% 条件下气溶胶产生 180 min 后仍可以在气溶胶中发现活病毒，在冻干后仍保持毒力并可以在被污染的物体表面长时间存活。因此，此部分评分为 3 分。

气溶胶侵染能力：E. Johnson 等人[180]用 6 只恒河猴对颗粒直径为 0.8 ~ 1.2 μm 的埃博拉病毒气溶胶传染性进行吸入评价，在 4 ~ 5 天内，恒河猴出现发热、厌食、出疹等症状，经组织病原学检测证实无直接接触的动物可通过气溶胶感染埃博拉病毒。2014 年 10 月 11 日，一名按照规定从始至终穿戴防护服、手套、口罩和防护罩等防护装备的美国护士，在给一名埃博拉患者进行护理时感染埃博拉病毒[179]。护理操作包含可产生气溶胶的气管插管，不能排除该护士通过气溶胶感染埃博拉病毒的可能。因此，此部分评分为 2 分。

综上，根据气溶胶研究专家 Rachael M. Jones 等人提出的气溶胶病毒评分的证据质量进行等级评分，埃博拉病毒评分为 7 分，认为埃博拉病毒具备气溶胶传播的可能。

3.7.2　新冠病毒气溶胶传播关注重点

本章中新冠疫情暴发案例多发生于封闭及半封闭场所，在这些场所中，人员密集、集中空调气流循环、通风不良等因素会显著增加气溶胶形成风险；如湖南和宁波大巴车案例提示了病毒在封闭车厢内，受空调热风推动影响，病毒气溶胶传播距离远超目前认为飞沫可传播的距离；广东餐馆案例提示了室内环境中，空调送风的气流方向与病例在餐厅的座位有一致性；广东高层公寓案例中在病例楼上卫生间检出新冠病毒核酸以及模拟实验结果提示病毒可能在封闭的卫生间环境内，通过管道以气溶胶方式扩散；钻石公主号邮轮

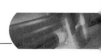

案例中，虽然对全船进行了整体隔离，但全船使用集中空调送风，通风量不足是可能引发气溶胶传播的因素之一。

感染人群普遍防护措施缺乏或不足，易因气溶胶传播而感染病毒，引起规模性暴发事件。广东餐馆、美国合唱团"超级传播事件"、天津宝坻大楼、湖南大巴车等案例中，感染者均未佩戴口罩，且无有效隔离措施。广东高层公寓案例中，居民在居住区内正常生活时较易放松防范，在日常生活中时刻注意防护措施不具有现实可操作性。这起案例中，气溶胶传播途径可通过改善楼宇设计、注意水封等防护措施进行预防或切断。

医院医护人员及住院患者的防护措施更应该被重视。在多起医院感染封院案例中，大量医护人员和住院患者感染，除因早期对疫情认识不足、飞沫及直接接触传播等因素外，防护措施不足是重要因素之一。虽然医务人员采取了一定的防护措施，但研究指出包括气管插管、气管切开术和插管前人工通气等在内的医疗过程会增加气溶胶产生，使医护人员感染病毒的风险增加。新冠病毒疫情早期也存在较多医护人员感染病例，但后期随着防护措施的完善、对疫情的认识深入以及隔离措施的提升，基本没有医护人员感染的报道，这也在一定程度上提示了防护措施的重要性。

通过对疫情暴发案例和实验室证据的分析，初步判定新冠病毒经气溶胶传播的风险较 SARS 病毒略高（表 3-7）。在相对封闭的空间、长时间及高浓度暴露以及防护措施不足的情况下，发生病毒气溶胶传播的可能性及风险较大，亟需关注重点场所及高风险人群，做好科学应对和精准防护。

（唐宋 毛怡心 吕跃斌 谭启跃 王晓晨 吴兵

张茗媛 李霞 丁程 吉赛赛 庄思琪 雒月云）

第 4 章

病毒气溶胶传播重点场所及高风险人群 →

韩国平泽圣母医院 MERS 暴发，国内香港威尔斯亲王医院小范围流感暴发及浙江丽水小学发生聚集性诺如病毒感染等案例均是在封闭及半封闭场所发生的气溶胶传播。《新型冠状病毒肺炎诊疗方案（试行第七版）》将传播途径明确为"在相对封闭的环境中长时间暴露于高浓度气溶胶情况下存在经气溶胶传播的可能"，并增加了"由于在粪便及尿中可分离到新冠病毒，注意粪便及尿造成气溶胶或接触传播"。2020 年 2 月 28 日，国务院应对新冠疫情联防联控机制发布会公布：经过科学试验初步验证，开放环境中新冠病毒通过气溶胶传播的概率极低。只有在非常极端情况下，满足三个条件——封闭空间、长时间、高浓度的病毒暴露，才存在气溶胶传播的可能性。根据上述条件及案例分析，可能存在气溶胶传播的重点场所及高风险人群总结如下。

4.1 重点场所

4.1.1 医院

医院处于相对封闭或半封闭状态，病毒排放源很多却没有很好的通风过滤系统，难以稀释空气气溶胶中的病毒，因此导致空气气溶胶中病毒浓度很高，容易出现病毒通过气溶胶传播的现象。研究显示，截至 2020 年 2 月 3 日，武汉大学中南医院确诊的 138 名新冠肺炎病例中，有 40 名医护人员和 17 名住院患者被感染[197]。韩国庆尚北道清道郡大南医院也出现上百名确诊新冠肺炎病例，该医院窗户紧闭使病房缺少必要的通风，这从某种程度上说

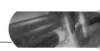

明了医院存在气溶胶传播的可能性。吉林大学第一医院研究结果表明，重症监护病房空气样本中新冠病毒阳性率为 3.57%（1/28）；方舱医院不同工作区采集的空气样本中检出低浓度新冠病毒（1 ～ 9 copies/m³），而重症监护病房气溶胶沉降样本中新冠病毒呈阳性[21]。美国内布拉斯加州大学医学中心对当地收容所治疗的 13 例新冠肺炎病例的监测研究表明，新冠肺炎病毒在患者呼吸、上厕所和直接或间接接触物品过程中脱落，都可能发生气溶胶传播，而患者房间表面、洗手间表面样品的病毒核酸检测呈阳性证实了这一点[30, 198]。军科院团队在武汉火神山医院内评估了新冠病毒气溶胶传播的风险，在 ICU 隔离病房和普通隔离病房的空气样本中检测阳性率分别为 35%（14 /40）和 12.5%（2/16）；通风口样本检测结果也呈阳性，ICU 阳性率为 66.7%（8/12），普通病房阳性率为 8.3%（1/12），表明医院病房内存在新冠病毒气溶胶感染风险[55]。新加坡发现医院隔离室排气口样本呈新冠病毒阳性，表明载有病毒的气溶胶可能被气流置换并沉积在通风口等设备上。因此，若医院病房等防控重点区域缺乏空气流通和消毒措施，可能发生病毒气溶胶传播引起感染。在发热门诊，空调的送风口应远离就诊患者头顶，以免气流带动患者呼出的气溶胶造成大面积扩散。

4.1.2　病毒检测实验室

研究表明，27% 的实验室获得性感染病例是由病毒的空气传播引起，虽然设计和建造生物危害控制设备和改进生物安全程序大大降低了气溶胶的暴露风险，但实验室工作人员由于实验操作不当或没有充分意识到传染性气溶胶的危险，导致病毒气溶胶传播引发的感染时有发生[199]。国内外均发生过实验室人员感染 SARS 病毒的案例，如新加坡一实验室人员进入实验室时未按要求做好充分的个人防护，吸入空气中悬浮的病毒微粒从而感染 SARS 病毒；中国某省实验室有人从 BSL-3 实验室带出未经严格验证灭活效果的 SARS 病毒在 BSL-1 实验室进行实验，从而导致 2 名人员感染。

4.1.3 交通工具

封闭但有机械通风的交通工具，如高铁、飞机、地铁、邮轮、客运大巴等，由于其结构的特殊性，当有确诊患者搭乘交通工具时，含有病毒的气溶胶通过机械通风的作用分散在各个角落，亦可能造成同乘该交通工具的人员发生感染。日本钻石公主号邮轮新冠疫情蔓延，可能与船舱的特殊结构和环境有关（邮轮部分房型无窗，完全机械通风），隔离期间中央空调持续使用，并且未采取严格的防护措施，飞沫传播和密切接触传播难以完全解释在此邮轮上发生的感染，因而高度怀疑该邮轮存在气溶胶传播。无独有偶，另一艘美国至尊公主号邮轮也已有 20 多人新冠病毒测试结果阳性。湖南省某地全封闭空调客运大巴引发的聚集性疫情表明，新冠病毒传播能力较强，借助空调热风的推动在封闭车厢内可传播较远距离，病毒至少在 30 min 内可漂浮在空气中并导致感染发病。宁波市一辆空调大巴中，密切接触者共有 68 名，而其中 23 名最终确诊新冠肺炎，2 名为无症状感染者，感染率达 36.76%（25/68）[83]。此外，一架从香港飞往北京的航班，虽然飞行时间仅为 2.5 h，但最终导致 22 人在飞机中感染 SARS 病毒，这也证明 SARS 病毒可通过空气传播引起感染 [200]。

4.1.4 使用全空气系统中央空调的场所

使用全空气系统中央空调的场所一般属半封闭但有机械通风的空间，不同房间内空气会交叉流动，含病毒的气溶胶可能沿中央空调系统、下水道系统等相对封闭的循环系统进入房间，容易造成交叉污染。这类场所一般包括商场、交通枢纽（机场、火车站、轮渡码头）、体育馆、礼堂、娱乐场所（影剧院、酒吧、网吧、KTV、棋牌室）、餐馆、写字楼等。例如，天津宝坻百货大楼聚集疫情确诊病例中有同一楼层不同区的 5 名毫无交集的售货人员感染；韩国首尔某大厦也出现新冠肺炎聚集性感染事件，确诊患者中不仅有呼叫中心所在 11 层的工作人员，也有该办公大楼其他层的工作人员，提示病毒气溶胶可以通过中央空调在相对封闭的场所进行传播。

4.1.5 卫生间及污水管道

研究表明，卫生间内的马桶可能在病毒气溶胶的传播过程中起到重要作用，尤其是在医院、交通工具、餐厅等公共场所环境中[27]。SARS 病毒气溶胶通过卫生间污水管道在香港淘大花园社区传播已得到证实（见第 3 章）。此次新冠疫情中，广州某小区报告 8 例新冠肺炎确诊病例，广东省疾病预防控制中心的检测结果表明，同楼内一长期无人居住的住户主卧卫生间物体表面新冠病毒核酸检测结果为弱阳性，证明病毒可通过污水管道以气溶胶方式传播（见第 3 章）。新加坡新冠肺炎患者隔离室马桶、水槽和门把手样本中 60% 病毒核酸检测结果为阳性，表明含有病毒的粪便或尿液可能是潜在的传染源[30]。此外，方舱医院患者移动卫生间空气样本中检测出新冠病毒阳性（19 copies/m³）[21]。因此，感染者居住的住宅楼内，在地漏水封干涸的情况下，存在气溶胶通过卫生间污水管道传播的风险。

4.1.6 其他相对封闭且人员密集的场所

鉴于监狱、养老机构、学校及托幼机构人群比较特殊，人员密集，且大部分时间处于室内，一旦出现感染者，可能使气溶胶中病毒浓度上升，若无良好的通风及过滤系统，则可能有病毒通过气溶胶传播的可能性。2020 年 2 月中旬以来，我国各地相继出现不同规模的监狱新冠肺炎确诊病例暴发，其中山东济宁任城监狱及湖北省武汉女子监狱疫情尤为严重，确诊病例已经超过 200 例。据报道，武汉市社会福利院出现新冠肺炎聚集性疫情，且短期死亡病例较多。此外，美国西雅图一家养老护理中心及新泽西疗养院、韩国庆尚北道奉化郡蓝色疗养院及专门负责收治阿尔茨海默病患者的大邱同爱疗养院，均有多名人员确诊新冠肺炎。浙江丽水某小学及广西桂林某幼儿园发生诺如病毒引发的胃肠炎聚集性疫情，正是由于教室门窗关闭，在清扫感染者呕吐物过程中，可能造成呕吐物中的诺如病毒通过扬起的气溶胶散播至整个封闭的教室，造成局部范围的共同暴露感染。

病毒可能存在气溶胶传播的重点场所的案例 / 事件见表 4-1。

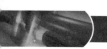

表4-1　可能存在气溶胶传播的重点场所案例/事件

场所	病毒种类	案例 / 事件名称
医院	新冠病毒	美国某合唱团聚集性疫情 美国纽约监狱聚集性疫情 美国新泽西疗养院暴发新冠肺炎疫情 武汉大学中南医院出现医护及住院人员感染
		韩国庆尚北道清道郡大南医院精神科上百名确诊病例
		吉林大学第一医院 ICU 空气样本中检出新冠病毒核酸
		方舱医院不同工作区空气样本检出新冠病毒核酸
		新加坡近医院隔离室排气口样本检出新冠病毒核酸
	SARS 病毒	SARS 患者定点收治医院（北京小汤山医院、中国人民解放军总医院第八医学中心）病房区、病房阳台、内走廊、排风扇和护士站五个地点采集室内空气样本均有 SARS 病毒检出
		北京大学人民医院感染封院
		香港威尔斯亲王医院医学生感染
	MERS 病毒	韩国平泽圣母医院陆续出现 36 例确诊病例
	流感病毒	香港威尔斯亲王医院小范围流感暴发
病毒检测实验室	SARS 病毒	新加坡一实验室人员未做好防护感染 SARS 病毒
		中国疾病预防控制中心病毒病预防控制所实验室不规范操作造成 SARS 感染
交通工具	新冠病毒	日本钻石公主号邮轮、中国世界梦号邮轮、美国至尊公主号邮轮
		湖南省某地空调大巴聚集性疫情、宁波空调大巴聚集性疫情
	SARS 病毒	香港飞往北京的航班 22 人感染
公共场所（全空气系统中央空调）	新冠病毒	天津宝坻百货大楼聚集疫情
		韩国首尔韩国大厦聚集疫情

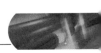

续表

场所	病毒种类	案例/事件名称
卫生间	新冠病毒	香港同一公寓楼两名住在不同楼层的人感染新冠病毒
		广州某小区同一栋不同楼层确诊 8 例，长期无人居住的房屋卫生间物体表面样本核酸检测结果为弱阳性
		新加坡患者隔离室马桶和水槽样本新冠病毒检测呈阳性
		方舱医院病人移动卫生间空气样本新冠病毒检测呈阳性
	SARS 病毒	香港淘大花园聚集性疫情
其他相对封闭且人员密集的场所	新冠病毒	浙江十里峰监狱、山东济宁任城监狱、湖北武汉女子监狱、湖北沙洋汉津监狱聚集疫情
		武汉社会福利院聚集疫情、美国西雅图养老护理中心及新泽西疗养院聚集疫情、韩国蓝色疗养院及大邱同爱疗养院聚集疫情
	诺如病毒	丽水某小学发生聚集性诺如病毒感染、桂林市某幼儿园诺如病毒所致胃肠炎聚集性疫情

4.2　高风险人群

根据可能存在气溶胶传播的重点场所，可能产生气溶胶传播的高风险人群如下。

4.2.1　医院内人员

医院病患集中，病毒排放源很多，若缺乏良好的通风系统，则难以稀释空气气溶胶中病毒的浓度，容易造成病毒通过气溶胶传播。研究表明，在收治新冠确诊患者的 ICU 及普通隔离病房内，新冠病毒广泛分布于空气和物体表面，且在病房内传播距离最远可达 4 m[55]。在医院隔离病房空气中检出新冠病毒[70]。此外，患者在插管过程中，剧烈咳嗽、大量咳出痰液等形成气息湍流时，易形成气溶胶，极易导致医护人员被感染。因此，涉及医院的高风险暴露人群包括如下几类。

1. 在收治新冠肺炎患者（确诊、疑似病例）的病房、ICU 和留观室工作

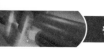

的所有工作人员，包括临床医师、护士、护工、清洁工、尸体处理人员等。

2. 疫区指定医疗机构发热门诊的医生和护士等。

3. 对确诊病例、疑似病例进行流行病学调查和样本采集的公共卫生医师等。

4.2.2 病毒检测实验室内人员

病毒检测实验室工作人员由于实验操作不当（如样本离心时未拧紧容器盖），或没有按实验安全要求做好充分的个人防护时，可能在实验过程中产生并吸入空气中悬浮的病毒气溶胶，从而发生感染。因此，涉及病毒检测实验室的高风险暴露人群包括：从事病毒检测和研究工作的实验人员、科研人员、行政人员、物业人员及保洁人员等。

4.2.3 封闭但有机械通风的交通工具内人员

当高铁、飞机、地铁、邮轮、客运大巴等封闭但有机械通风的交通工具中出现感染者时，含有病毒的气溶胶可通过机械通风的作用分散在各个角落，亦可能造成运营人员以及同乘该交通工具的人群发生感染。日本钻石公主号邮轮及湖南某地客运大巴聚集性疫情表明，在此类相对封闭的空间内，存在病毒通过气溶胶传播的风险。因此，涉及封闭但有机械通风的交通工具的高风险暴露人群包括以下几类。

1. 与感染者共同乘坐封闭交通工具的乘客。

2. 搭载感染者的司机、乘务员或船员等。

4.2.4 半封闭但有机械通风场所内人员

商场、交通枢纽（机场、火车站、轮渡码头）、体育馆、礼堂、娱乐场所（影剧院、酒吧、网吧、KTV、棋牌室）、餐馆、写字楼等一般都是使用全空气系统中央空调的场所，而此类场所一般属半封闭但有机械通风的空间，含病毒的气溶胶可能沿中央空调系统、下水道系统等相对封闭的循环系统进入房间，从而造成交叉污染。因此，涉及使用全空气系统中央空调的场所的

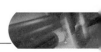

高风险暴露人群包括：在此类场所的工作人员、顾客、游客、清洁工等。

4.2.5　高风险场所的卫生间使用人员

研究表明新冠肺炎患者的粪便及尿液中均检测出具有活性的新冠病毒，因此卫生间内的马桶及下水道系统可能在气溶胶的传播过程中起到重要作用。SARS 病毒气溶胶通过卫生间污水管道在香港淘大花园社区传播，广州某小区新冠肺炎确诊患者同楼内一长期无人居住的住户主卧卫生间物体表面新冠病毒核酸检测结果为弱阳性，表明病毒可通过污水管道以气溶胶方式传播。因此，涉及卫生间的高风险暴露人群包括：住宅楼内存在感染者、卫生间无防臭地漏、卫生间地漏干涸或污水管道泄漏的普通住宅居民，公共卫生间保洁人员，大楼物业人员及保洁人员等。

4.2.6　其他相对封闭且人员密集场所内人员

监狱、养老机构、学校及托幼机构通常进行集中管理，人员密集，人群大部分时间处于室内，国内外已发生多起监狱及养老机构的新冠肺炎聚集性疫情。监狱的通风方式多为中央空调或通风管道，若出现感染者，空气 / 气溶胶中病毒浓度上升，防控不严则易出现经中央空调或通风管道形成的气溶胶传播。养老机构多数老年人具有其他基础性疾病，喜欢聚集在一起进行棋牌等娱乐活动，若出现感染者，且缺乏良好的通风，可能造成疫情迅速蔓延，而老年人、有其他疾病的患者在感染新冠病毒后的重症率和死亡率是最高的。学校教室门窗若均关闭，则构成封闭空间，若有授课教师或学生感染，又缺乏足够的通风，容易为病毒通过气溶胶传播创造条件。因此，涉及此类场所的高风险暴露人群包括以下几类。

1. 监狱服刑人员、狱警等其他工作人员。

2. 养老机构内的住户、工作人员、护理人员等。

3. 与感染者共处同一教室的学生、授课教师等。

（李娜　丁培　王友斌　庄思琪　谭启跃　毛怡心）

第 5 章

病毒气溶胶传播防护及应对措施 →

5.1　病毒气溶胶传播传染源控制

在开放环境中，病毒通过气溶胶传播的概率较低。但当长时间暴露在活性病毒浓度高、相对封闭的空间时，气溶胶传播的可能性较高。可能存在气溶胶传播的场所包括：医院、封闭交通工具、使用全空气系统中央空调的公共场所、卫生间、病毒检测实验室等。当以上场所缺乏足够通风且有感染者存在时，长时间暴露在其中的人员，如收治新冠肺炎患者病房的医护人员等，存在通过气溶胶感染病毒的风险。应根据病毒浓度高低和个体接触时间长短划分不同场所的传播风险程度，遵循"早发现、早报告、早隔离"的原则，尽快开展现场流行病学调查和病毒气溶胶相关的环境样本检测，明确气溶胶的传播途径和相关影响。

5.2　病毒气溶胶传播过程控制

人对经呼吸道传播的病毒普遍易感。多个研究表明，60% 左右的新冠感染者无症状或者症状轻微，但他们传播病毒的能力并不低，这些隐性感染者可能会引发新一轮的疫情大暴发[201, 203]。对无症状感染者的筛查工作应作为病毒气溶胶传播过程控制环节的重点。在疫情期间，还可通过多种手段对病毒气溶胶传播过程进行控制。

5.2.1　个人防护及手卫生

在人员构成复杂、人群密集、通风不畅的公共场所中，应注意病毒气溶胶

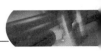

传播风险。公众出行乘坐出租车、公交车等交通工具时，应佩戴口罩，选择靠窗位置，通过开窗等方式实现与外界的气体交换。当公交车满载时，可等候下一趟公交车，最佳搭乘条件是乘客量不超过满载的50%。乘坐地铁、高铁或飞机时，应佩戴口罩并选择通风状况较好的位置。去卫生间过程中，应减少触碰座椅顶部或卫生间内设施表面，并注意手卫生。乘坐邮轮时，应加强船舱内的自然通风，不具备自然通风条件时，以最大新风量进行通风换气，应佩戴口罩，注意手部卫生，避免参加室内聚集性活动。在机场、火车站、轮渡码头或公交枢纽等场所，除佩戴口罩外还应尽量乘坐扶梯。厢式电梯属封闭且通风能力较差的空间，如必须乘坐，则需要在乘坐电梯时用纸巾垫手等非直接接触方式触碰电梯按键，并选择人员相对较少时乘坐且不在电梯内饮食。避免直接用手触碰被他人反复触摸过的物体表面，如电梯按钮、公共卫生间的门把手。触摸后应及时用洗手液在流水下洗手，或者使用免洗手消毒剂揉搓双手做好手消毒。在写字楼办公时，应当佩戴口罩并通过开门或开窗的方式增加通风量。如在进深较大的空间办公时，应佩戴口罩并尽量选取新风口附近的工位。进入商场或超市应佩戴口罩，购物后用洗手液或香皂在流水下洗手，或者使用免洗手消毒剂揉搓双手。购物时减少聚集，避免参加促销、展览、抽奖等聚集性活动。工作人员应当佩戴口罩并在与顾客交谈时保持1 m以上距离。打喷嚏或咳嗽时用纸巾遮捂口鼻，防止唾液飞溅，无纸巾时用手肘、衣物遮住口鼻。使用后的口罩应丢至专用的垃圾桶，并立即清洗双手或使用消毒液进行手部消毒。

关于个人手卫生规范，本书主要针对洗手或手消毒的过程提出建议。手部有可见污染物时，在流动水下用洗手液或肥皂洗手；无可见污染物时，可洗手或用手消毒剂揉搓双手。关于洗手的规范可按照"七步洗手法"进行，具体步骤如下。

第一步：掌心相对，手指并拢，相互揉搓；

第二步：手心对手背，沿指缝相互揉搓，双手交换进行；

第三步：掌心相对，双手交叉指缝相互揉搓；

第四步：弯曲手指使关节在另一手掌心旋转揉搓，双手交换进行；

第五步：右手握住左手大拇指旋转揉搓，双手交换进行；

第六步：将五个手指尖并拢放在另一手掌心旋转揉搓，双手交换进行。

第七步：揉搓手腕、手臂，双手交换进行。

在流动水下彻底冲净双手，擦干或烘干。

5.2.2 健康人群科学通风

健康人群日常生活中应常开窗勤通风，每次开窗 10 ~ 30 min 使空气流通，避免病毒在封闭室内蓄积，尽可能降低空气中病毒悬浮粒子的浓度。研究指出，新冠病毒 q 值（q 为粒子产生率）为 14 ~ 48 h^{-1}，该结果与基于文献报道的某空气传播实际案例的反算结果以及基于患者口、鼻病毒载量的分析结果均吻合 [204]。在封闭空间内有一名感染者时，每个感染者需要 100 ~ 350 m^3/h 的通风率，以确保易感者暴露 15 min 的感染概率低于 1%。每个感染者需要 1200 ~ 4000 m^3/h 的通风率，以确保易感者接触 3 h 后感染概率低于 1%。如果感染者和易感者均佩戴实际效率为 50% 的口罩（考虑佩戴可能产生的泄露等情况），那么对于同样的暴露时间而言，确保感染概率小于 1% 的通风量可降至不戴口罩时的四分之一。对于常见的办公场所、教室、公交车、飞机座舱等典型封闭空间，其现有通风空调系统或者通风模式下的通风量，均可以保证戴口罩时感染概率小于 1%。部分工况下在不戴口罩时亦可保证 1% 以下的感染概率。在无法开窗通风时，可使用带有 HEPA 的空气净化器对室内空气进行循环过滤。因此严格有效地筛查以防止无症状感染者进入以上公共空间以及佩戴口罩，是十分必要的降低新冠病毒感染风险的有效措施。

5.2.3 密切接触者居家隔离

有接触史的密切接触者应做好居家隔离。密切接触者戴好口罩并单独使用一间房间及卫生间，家人除必须佩戴口罩外，还应避免接触密切接触者的体液与排泄物，如厕后盖好马桶盖冲水，及时对马桶进行清洗消毒，并确保卫生间下水道水封不干涸；经常使用消毒洗手液洗手，每日对手机、门把手、卫生间、电脑等常用物品表面进行消毒处理。密切接触者一经确诊并收治住院后，专业消毒机构需对居室的地面、墙壁、家具、门把手及患者餐具、衣物、被褥等生活用品进行终末消毒。确诊患者需住院治疗或隔离时，应收治于负压的单人病房或方舱医院，这些房间的空气应直接排到室外，或在再循环之前通过 HEPA 过滤。除进入或离开房间外，房间的门应保持关闭状态，应尽量减少出入次数。房间应配备具有监控及记录房间负压数值功能的设施。

5.2.4　高风险场所安全操作

医院是最易发生病毒气溶胶传播的场所。当通过鼻导管、面罩或无创通气输送氧气时，患者呼出的大量气体被释放到空气中，导致病毒的扩散，从而增加院内感染的风险。因医疗条件的限制，使用鼻导管或氧气面罩的呼吸支持会在普通病房或急诊科进行，建议使用经鼻导管高流量给氧、使用通气孔优化的特殊面罩或双回路头盔降低气溶胶传播的风险[205, 208]。收治感染呼吸道病毒的住院患者或疑似感染者，建议使用 AIIR。AIIR 是相对于周围区域呈负压的单人病房，这些房间的空气应直接排到室外，或在再循环之前通过 HEPA 过滤。此外，在公共区域和 AIIR 之间应设置一个缓冲区，供离开 AIIR 的医务人员脱卸个人防护装备[206]。

从事病毒相关工作的实验人员应在 BSL-3 级以上的实验室开展实验。目前，为满足诊断需求，医院或疾病预防控制中心的相关实验室均已开展新冠病毒的核酸检测工作，但这些实验室并非均为 BSL-3 级以上的实验室。根据实验室生物安全分级标准要求，新冠病毒的扩增、鉴定、分型等分子生物诊断试验，可以在 BSL-2 级实验室里完成常规操作程序，但实验室必须具备以下条件：①如果生物安全柜的排风在室内循环，室内应具备通风换气的条件，如果使用需要管道排风的生物安全柜，应通过独立于建筑物其他公共通风系统的管道排出；②平衡实验室通风以提供进入室内的定向气流；③实验正在进行时，限制进入实验室的人员数量；④严格遵守《标准微生物学操作手册》和《特殊操作手册》中的要求，并使用生物安全 3 级的安全设备。

5.2.5　消毒措施

在疫情防控过程中，消毒工作（预防性 / 终末消毒）对于切断传播途径，进而保护易感人群发挥了重要作用。根据消毒对象的特点，需要选择可靠的

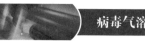

消毒方法及消毒剂量，确保消毒效果。其中空气消毒技术通过灭活空气中的微生物（病毒），大大降低了病毒气溶胶传播风险，几种主要的空气消毒技术比较见表5-1[207]。针对我国新冠疫情常态化防控下出现的冷链食品相关的散发疫情，我们总结了低温冷链消毒的方法（表5-2）。

表5-1　主要的空气消毒技术比较[207]

技术分类	技术名称	消毒原理	应用优势
物理消毒技术	加热法	潮湿加热是利用一定压力下的蒸汽来加热，而干加热是不增加湿度的情况下升高温度	较短时间内高效灭活真菌和细菌，不会产生臭氧、自由基等有害物质
	过滤法	使空气通过滤膜，将空气中的生物气溶胶截留在滤膜上	操作简便、设备结构简单且成本低
	紫外线辐照	穿透微生物细胞膜，破坏 DNA，使微生物失去活性；真空紫外线辐照细胞时会产生臭氧和自由基，破坏细胞结构	操作简单、成本低廉、应用便捷
	静电法	使细胞带电，进而在电场作用下与空气实现分离；当电场强度较高时，能改变细胞膜的电压，对细胞产生破坏	方法简便，效果可靠，可实现连续消毒灭菌
	微波辐射	具有较好的细胞穿透性，对细胞的灭活机理包括热效应和非热效应	加热迅速、灭活彻底、灭菌效率高
化学消毒技术	消毒剂喷洒	强氧化剂雾化后喷洒到空气中，对细菌、真菌、细菌芽孢和多种病毒有较强的杀灭作用	操作简单、成本低、应用广泛
	光触媒	以半导体材料为基础的高级氧化技术，光照后产生电子跃迁，形成强氧化性自由基	可减少能耗、提高反应速率，能实现连续消毒
	臭氧消毒	臭氧能与细菌细胞壁脂类双键反应，穿入菌体内部，作用于蛋白和脂多糖，改变细胞的通透性，从而导致细菌死亡	消毒效果好、效率高
	等离子体	在外加电场的作用下，使复杂大分子污染物转变为简单小分子安全物质	能实现连续消毒，消毒高效且无危害
其他消毒技术	溶菌酶法	溶菌酶溶解细胞壁，使细胞死亡	灭活专一，利用率高，可重复使用，无二次污染现象
	植物消毒剂	植物分泌物（如酚类和醇类等）可有效抑制空气中微生物繁殖	无二次污染现象
	中药熏蒸	具有芳香化湿辟秽作用的中草药具有抗细菌、抗真菌、抗病毒、抗支原体的作用	药效持续时间长，消毒、清洁空气，防治疾病

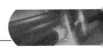

表5-2　低温冷链消毒的常用方法

消毒对象	消毒剂或使用方法	使用方法及要求	注意事项
冷冻设备及设施	1. 500 ～ 1000 mg/L 含氯消毒剂（100 ～ 200 mg/L 二氧化氯消毒液等） 2. 碘类消毒剂 3. 0.1% ～ 0.2% 过氧乙酸 4. 3% 过氧化氢 5. 季铵盐类 6. 盐溶液（如磷酸盐、碳酸盐、硅酸盐） 7. 酸溶液（如柠檬酸、磷酸）	1. 含氯消毒剂：浸泡、擦拭、喷洒、干粉消毒，作用时间 15 ～ 60 min 2. 碘类消毒剂：浸泡、擦拭、冲洗。消毒浓度和时间因消毒对象而异 3. 过氧乙酸：浸泡、擦拭、喷洒 4. 过氧化氢：可用浸泡法和擦拭法，消毒时间为 30 min 5. 季铵盐类：环境表面消毒可根据污染微生物的种类选择用双链或用单链季铵盐消毒剂，一般选择 1000 ～ 2000 mg/L 浓度，浸泡、擦拭或喷洒消毒，作用时间 30 min	1. 对冷冻食品运输盛放等相关用品用具，使用消毒剂充分喷洒或擦拭消毒，消毒作用 20 min，清水擦拭干净 2. 消毒前应断电恢复至室温，再使用消毒剂喷洒或擦拭
冷链食品外包装	1. 0.2% ～ 0.4% 过氧乙酸 2. 3% 过氧化氢 3. 1% ～ 5% 氢氧化钠等碱性溶液 4. 酶溶液 5. 盐溶液（如磷酸盐、碳酸盐、硅酸盐） 6. 酸溶液（如柠檬酸、磷酸） 7. 500 mg/L 二氧化氯消毒液	1. 氢氧化钠碱性溶液：将碱性固体溶于少量水中，再加入适量水进行稀释。由于其具有腐蚀性，因此使用过程中避免接触易腐蚀、易污染物品 2. 其他消毒剂的使用除换用适度浓度外，方法同上	1. 充分喷洒或擦拭消毒外包装的六个面，作用 30 min，用清水冲洗干净 2. 若不需再冷链保管的冷冻物体，应采用先复温后消毒方法 3. 若需继续冷链保管的冷冻物体，应采用降低冰点的方法，即按 20% ～ 50% 比例增加乙醇（医用级）或其他抗冻剂，确保消毒剂不结冰，首次消毒前需进行消毒效果确认 4. 确保包装每个表面消毒到位

续表

消毒对象	消毒剂或使用方法	使用方法及要求	注意事项
冷链空气环境与通风系统	1. 浓度大于60%的醇类消毒剂 2. 500 mg/L 含氯消毒剂（二氧化氯消毒液） 3. 3%过氧化氢 4. 0.1%～0.2%过氧乙酸 5. 紫外线消毒	1. 醇类：浸泡和擦拭，浸泡时间10 min以上 2. 紫外线消毒可选用254 nm紫外灯或产臭氧紫外灯，使用时应注意臭氧对人体的损害 3. 紫外线消毒想要达到较好效果，其剂量不应低于150 J/m³ 4. 采用紫外线消毒时，也可以加入催化材料，达到提升微生物灭活的效果 5. 其他消毒剂的使用除换用适合浓度外，方法同上	1. 回风过滤网应保持干净，避免灰尘长期堆积发生霉变 2. 冷却水塔表面污垢应每月进行清洗，主机长时间运行时，空气中含有较多灰尘及水垢，应根据冷库类型和环境的不同，选择适宜方法清洗水塔和冷凝器
废弃物	1. 浓度大于60%的醇类消毒剂 2. 盐溶液（如磷酸盐、碳酸盐、硅酸盐） 3. 酸溶液（如柠檬酸、磷酸） 4. 1000～10000 mg/L 含氯消毒剂	1. 对污水渠（池）：清水冲洗干净，用含有效氯1000～2000 mg/L的含氯消毒剂溶液喷洒充分，作用60 min 2. 收集的污水按每吨水投加250 g漂白粉（有效氯含量25%）混匀，接触消毒1.5 h后余氯量应大于6.5 mg/L。如来水量大，接触时间不足1.5 h，应将漂白粉的投药量加大到每吨水400～500 g。每天投药2次 3. 对存放垃圾点，采用有效氯10000 mg/L的含氯消毒剂 4. 转运垃圾的车辆，用有效氯为2000 mg/L的含氯消毒剂	1. 对存放垃圾点，直接喷洒消毒，作用2 h后，再用清水冲洗干净 2. 转运垃圾的车辆，消毒剂溶液喷洒至表面湿润，作用60 min后清水冲洗

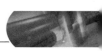

5.3　口罩的佩戴要求及防护效果

5.3.1　口罩的分类标准

目前国际上口罩主要执行两个标准，即美国标准和欧洲标准，我国防护口罩的标准，主要参照了美国标准。

1. 美国国家职业安全卫生研究所将口罩滤材区分为下列三种。

N 系列：N 代表 Not resistant to oil，可用来防护非油性悬浮微粒。

R 系列：R 代表 Resistant to oil，可用来防护非油性及含油性悬浮微粒，时限 8 h。

P 系列：P 代表 Oil Proof，可用来防护非油性及含油性悬浮微粒，无时限。

在每类滤材中又划分出了 3 个效率水平：95%，99%，99.97%。

我们熟知的 N 系列（由于生物性微粒多属非油性颗粒，因此日常防细菌和病毒使用 N 级即可）又可划分为以下三个等级。N95 等级：最低过滤效率 ≥ 95%；N99 等级：最低过滤效率 ≥ 99%；N100 等级：最低过滤效率 ≥ 99.97%。

2. 欧洲防护口罩参照欧盟标准（EN149）分为三个级别。

FFP1：最低过滤效率 ≥ 80%。

FFP2：最低过滤效率 ≥ 94%。

FFP2：最低过滤效率 ≥ 97%。

3. 我国防护口罩参照国标（GB 2626–2019）将颗粒物防护口罩分为两类。

KN 类适用于过滤非油性颗粒物。KN90：过滤效率 ≥ 90%；KN95：过滤效率 ≥ 95%；KN100：过滤效率 ≥ 99.97%。

KP 类适用于过滤油性和非油性颗粒物。KP90：过滤效率 ≥ 90%；KP95：过滤效率 ≥ 95%；KP100：过滤效率 ≥ 99.97%。

非油性颗粒物指固体和非油性液体颗粒物及微生物，如煤尘、水泥尘、酸雾、油漆雾等；油性颗粒物指油烟、油雾、沥青烟、焦炉烟、柴油机尾气中的颗粒物等。

5.3.2 不同材质口罩的防护效果

口罩能够阻留气流中的颗粒物，其防护原理及防护效果与制作材料和工艺密切相关，根据制作材料的不同，一般主要将口罩分为 N95 口罩（带或不带呼气阀）、外科口罩、一次性医用口罩、棉布口罩等。不同类型口罩的样式、预期性能、过滤效果、使用次数见表 5-3，为疫情期间公众对口罩的选择提供参考。

5.3.3 科学佩戴口罩

目前，佩戴口罩是公认的预防呼吸道病毒气溶胶传播的有效防护手段。科学佩戴口罩的步骤如下（以外科口罩或一次性医用口罩为例）。

第一步：清洁双手，将口罩覆盖在脸部，将两端绳子挂在耳朵上。

第二步：用双手的中指紧压鼻梁上方两侧的金属条，使其与面部紧密贴合。

第三步：双手分别向上、下方向将口罩的褶皱拉开，确保完全覆盖住口鼻和下巴。

此外，需要注意，儿童应选用儿童口罩，成人应选用成人口罩，佩戴时口罩的上、下、内、外应确保正确。

5.4 高风险人群和场所防护

医务工作者和从事病毒相关实验工作的实验人员属高风险人群，在开展工作前应接受气溶胶传播病毒的相关培训，了解工作中可能存在气溶胶传播风险的各种情况，熟悉相关的预防和应对措施。

医务人员若需进行可能产生传染性气溶胶的操作，应将医护人员的数量限制在仅对患者护理及采样操作必要的范围内，并且使用 N95 口罩和护目镜等个人防护用品。操作结束后，应对操作房间表面进行及时的清洁和消毒。实验室人员在开展可能感染人类的相关病毒的实验时，应在生物安全柜中进行操作，实验完成后处理相关实验废物时也应做好个人防护。操作已有成熟

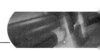

表5-3　不同类型口罩的防护效果及用途比较

口罩种类	N95 口罩（不带呼气阀）	N95 口罩（带呼气阀）	外科口罩	一次性医用口罩	棉布口罩
样式图片					
预期性能	又叫 N95 呼吸器，一种呼吸防护设备，可以有效过滤空气中颗粒物，适用于防护经空气传播的呼吸道传染病	用途同 N95。呼气阀的设计很精巧，有几层盖，可以让呼出的气体排出，又不会让小颗粒进入。这种设计可以使呼气更加轻松，并有助于减少湿热积聚	适用于医务人员或相关人员的基本防护，以及在有创操作过程中对组织液、血液等体液和其他液体飞溅物传播的防护	用于普通环境下的一次性卫生护理，或致病性微生物以外的颗粒（如花粉）的阻隔及防护	挡风、保暖、隔绝灰尘等，过滤较大颗粒物
过滤效果	阻挡至少 95% 的非常小的（约 0.3 μm 级别）颗粒	同 N95。阻挡至少 95% 的非常小的（约 0.3 μm 级别）颗粒，但不能阻止颗粒物排出	医用外科口罩的过滤效率不完全一样。一般而言过滤大约 5 μm 的颗粒。外层有阻水层，可防止飞沫进入，中层是过滤层	缺少对颗粒和细菌的过滤效率要求，或要求低于医用外科口罩和医用防护口罩	只能过滤较大的颗粒，如烟尘、粉末等
使用次数	限个人使用，受损或变形时应丢弃，变湿、变脏、被污染时都应丢弃	同 N95，限个人使用，受损或变形时应丢弃、变湿、变脏、被污染时都应丢弃	一次性使用	一次性使用	可清洗再使用

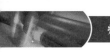

疫苗的病毒的实验者，为预防实验室发生意外引起病毒气溶胶传播，可提前接种疫苗预防。

综上，为减少在不同情况下可能发生的病毒气溶胶传播，我们划分了风险等级并提出防控策略建议（表5-4）。

表5-4　不同场所病毒气溶胶传播的风险等级与防控建议

场所	暴露情况	重点人群	风险等级	防控建议
医疗机构	经常产生气溶胶的封闭环境（如ICU、病房、手术室等）	医护人员、患者	高	1.适当的个人防护装备（包括手套、护目镜、N95口罩、防水防护服等）； 2.勤洗手并消毒，注意个人卫生； 3.由具备资质人员进行可产生气溶胶的操作； 4.疑似患者在AIIR隔离； 5.使用紫外线系统、电离装置或HEPA净化空气，进行彻底的消毒； 6.避免患者、探视者或其他工作人员无故接触到病毒相关物； 7.减少护理过程中不必要的患者接触； 8.对相关医疗废弃物合理处置； 9.开展相关教育培训
实验室	开展病毒检测和相关研究工作的实验环境	采样人员和实验室专业人员	高	1.适当的个人防护装备（包括手套、护目镜、N95口罩、防水防护服等）； 2.在适当的生物安全等级要求下操作（PC3、BSL-3及以上）； 3.按标准程序操作； 4.使用紫外线系统、电离装置或HEPA净化空气； 5.对相关医疗废弃物合理处置； 6.开展相关教育培训

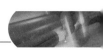

续表

场所	暴露情况	重点人群	风险等级	防控建议
公共交通工具或海军舰艇	封闭和拥挤的环境(如地铁、飞机、游轮、巴士、火车等)或海军舰艇	乘客、驾驶员或士兵	中	1. 佩戴口罩; 2. 自然或机械通风; 3. 增加公共设施、地面和物体表面的消毒频率; 4. 减少使用中央空调,增加自然通风,在通风系统中使用具有抗菌功能的空气过滤装置; 5. 马桶冲水时盖好马桶盖; 6. 及时清理垃圾并对垃圾桶消毒; 7. 通过媒体或户外显示屏、广告牌等形式传播相关知识
公共场所	人员集中的封闭或半封闭场所(如商场、酒吧、餐厅、俱乐部、酒店、银行、会议室、电影院等)	顾客、工作人员	中低	1. 佩戴口罩; 2. 减少社交活动,避免在拥挤和通风不良的空间聚集; 3. 自然或机械通风; 4. 减少使用中央空调,增加自然通风,在通风系统中使用具有抗菌功能空气过滤装置; 5. 马桶冲水时盖好马桶盖; 6. 人员过多时进行限流; 7. 及时消毒(如物体表面、地板、电梯按钮等); 8. 及时清理垃圾并对垃圾桶消毒; 9. 交谈时保持 1 m 以上距离; 10. 勤洗手
	办公场所	工作人员	中低	1. 佩戴口罩; 2. 自然或机械通风; 3. 减少使用中央空调,增加自然或机械通风; 4. 交谈时保持 1 m 以上距离; 5. 减少现场会议,尽量使用网络会议形式; 6. 勤洗手

续表

场所	暴露情况	重点人群	风险等级	防控建议
卫生间	公共卫生间（如酒店、商场、街市、医院等处所的卫生间）	使用卫生间的旅客、顾客或患者	中	1. 马桶冲水时盖好马桶盖； 2. 自然或机械通风； 3. 增加公共设施、地面和物体表面的消毒次数； 4. 及时消毒
	住宅卫生间	家庭成员	中低	1. 增加消毒次数； 2. 自然或机械通风； 3. 确保卫生间下水道水封不干涸
特殊场所	共同生活人群（如监狱、军营、教堂等）	囚犯、工作人员、军人或信徒	中低	1. 减少使用中央空调，增加自然或机械通风； 2. 开展相关教育培训； 3. 减少聚会活动，减少现场会议； 4. 佩戴口罩； 5. 及时消毒（如物体表面、地板、电梯按钮等）； 6. 注意个人卫生
	相对弱势的共同生活人群（如幼儿园、学校、养老院、儿童福利院等）	儿童或老年人	中低	1. 增加自然或机械通风； 2. 减少使用中央空调； 3. 开展相关教育培训； 4. 注意个人卫生； 5. 及时消毒（如物体表面、地板、电梯按钮等）； 6. 佩戴口罩（适用于工作人员）； 7. 减少在封闭环境下的聚集活动
	流动人口（如乞丐、拾荒者、棚户区或群租房居住者等）	健康状况欠佳的贫困人口	中低	1. 增加自然或机械通风； 2. 注意个人卫生； 3. 及时消毒（如物体表面、地板等）； 4. 减少在封闭环境下的聚集活动

（丁培 王友斌 庄思琪 李娜 李霞 唐宋 毛怡心）

参考文献

1.   杨克敌.环境卫生学（第7版）.北京：人民卫生出版社，2012.

2.   于玺华，车凤翔.现代空气微生物学及采检鉴技术.北京：军事医学科学出版社，1998.

3.   Zhu N, Zhang D, Wang W, et al. A novel coronavirus from patients with pneumonia in China, 2019. N Engl J Med, 2020, 382(8): 727-733.

4.   Tellier R. Aerosol transmission of influenza A virus: a review of new studies. J R Soc Interface, 2009, 6 (Suppl 6): S783-S790.

5.   Kutter J S, Spronken M I, Fraaij P L, et al. Transmission routes of respiratory viruses among humans. Curr Opin Virol, 2018, 28: 142-151.

6.   Tellier R, Li Y, Cowling B J, et al. Recognition of aerosol transmission of infectious agents: a commentary. BMC Infect Dis, 2019, 19(1): 101.

7.   中华预防医学会新型冠状病毒肺炎防控专家组.新型冠状病毒肺炎流行病学特征的最新认识.中国病毒病杂志，2020, 10(2): 81-87.

8.   Milton D K, Fabian M P, Cowling B J, et al. Influenza virus aerosols in human exhaled breath: particle size, culturability, and effect of surgical masks. PLoS Pathog, 2013, 9(3): e1003205.

9.   Ma J, Qi X, Chen H, et al. Coronavirus disease 2019 patients in earlier stages exhaled millions of severe acute respiratory syndrome coronavirus 2 per hour. Clin Infect Dis, 2020, 72(10): e652-e654.

10. Khare P, Marr L C. Simulation of vertical concentration gradient of influenza viruses in dust resuspended by walking. Indoor Air, 2015. 25(4): 428-440.

11. Fowler R, Guest C, Lapinsky S, et al. Transmission of severe acute respiratory syndrome during intubation and mechanical ventilation. Am J Respir Crit Care Med, 2004. 169: 1198-1202.

12. Barker J, Stevens D, Bloomfield S F. Spread and prevention of some common viral infections in community facilities and domestic homes. J Appl Microbiol, 2001. 91(1): 7-21.

13. Johnson D, Lynch R, Marshall C, et al. Aerosol generation by modern flush toilets. Aerosol Sci Technol, 2013. 47(9): 1047-1057.

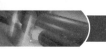
14. Gerba C P, Wallis C, Melnick J L. Microbiological hazards of household toilets: droplet production and the fate of residual organisms. Appl Microbiol, 1975, 30(2): 229-237.

15. Masclaux F G, Hotz P, Gashi D, et al. Assessment of airborne virus contamination in wastewater treatment plants. Environ Res, 2014, 133: 260-265.

16. Ding Z, Qian H, Xu B, et al. Toilets dominate environmental detection of severe acute respiratory syndrome coronavirus 2 in a hospital. Sci Total Environ, 2021, 753: 141710.

17. Mustaffa-Babjee A, Ibrahim A L, Khim T S. A case of human infection with newcastle disease virus. SE Asian J Trop MED, 1976, 7(4): 622-624.

18. 耿贯一. 流行病学（上册）. 北京：人民军医出版社, 2002: 2-100.

19. Fabian P, McDevitt J J, DeHaan W H, et al. Influenza virus in human exhaled breath: an observational study. PLoS One, 2008, 3(7): e2691.

20. Hamner L, Dubbel P, Capron I, et al. High SARS-CoV-2 attack rate following exposure at a choir practice-skagit county, Washington, March 2020. MMWR, 2020, 69(19): 606-610.

21. Liu Y, Ning Z, Chen Y, et al. Aerodynamic analysis of SARS-CoV-2 in two Wuhan hospitals. Nature, 2020, 582(7813): 557-560.

22. 刘丹, 邱惠芳, 傅慧琴, 等. 2015—2016 年上海市浦东新区涉禽场所禽流感病毒监测结果. 职业与健康, 2018, 34(24): 83-86.

23. 中国疾病预防控制中心. 中国疾病预防控制中心在冷链食品外包装分离到新冠活病毒. 2020/10/17; [EB/OL].[2020-12-15]. http://m.chinacdc.cn/xwzx/zxyw/202010/t20201017_222144.html.

24. 闫金凤. 吸痰器排出气体对病房空气质量的影响及控制. 护理研究, 2014, 28(3): 346-347.

25. 中国疾病预防控制中心. 中国疾病预防控制中心研究人员从新冠病毒肺炎病例粪便样本中分离出病毒. 2020/2/14; [EB/OL].[2020-12-15]. http://www.chinacdc.cn/yw_9324/202002/ t20200214_212635.html.

26. Sun J, Zhu A, Li H, et al. Isolation of infectious SARS-CoV-2 from urine of a COVID-19 patient. Emerg Microbes Infect, 2020, 9(1): 991-993.

27. 毛怡心, 丁培, 孙宗科. 马桶冲水行为与微生物气溶胶传播. 微生物学报, 2018, 58(12): 2070-2077.

28. Kang M, Wei J, Yuan J, et al. Probable evidence of fecal aerosol transmission of SARS-CoV-2 in a high-rise building. Ann Intern Med, 2020, 173(12): 974-980.

29. Lu J, Gu J, Li K, et al. COVID-19 outbreak associated with air conditioning in restaurant, Guangzhou, China, 2020. Emerg Infect Dis, 2020, 26(7): 1628-1631.

30. Ong S W X, Tan Y K, Chia P Y, et al. Air, surface environmental, and personal protective equipment contamination by severe acute respiratory syndrome coronavirus 2 (SARS-CoV-2) from a symptomatic patient. JAMA, 2020, 323(16): 1610-1612.

31. Hoskins J. Book Reviews: Richard Wilson, John Spengler (eds) particles in our air: concentrations and health effects. Indoor Built Environ, 1998, 7: 59-60.

32. 刘鹏，张华玲，李丹. 人体飞沫室内传播的动力学特性. 制冷与空调，2016，30(4): 371-376.

33. Sattar S A, I M K, Gerba C P. Spread of viral infections by aerosols. Crit Rev Environ Sci Technol, 1987, 17(2): 89-131.

34. Tang J W, Li Y, Eames I, et al. Factors involved in the aerosol transmission of infection and control of ventilation in healthcare premises. J Hosp Infect, 2006, 64(2): 100-114.

35. van Doremalen N, Bushmaker T, Morris D H, et al. Aerosol and surface stability of SARS-CoV-2 as compared with SARS-CoV-1. N Engl J Med, 2020, 382(16): 1564-1567.

36. Ijaz M K, Brunner A H, Sattar S A, et al. Survival characteristics of airborne human coronavirus 229E. J Gen Virol, 1985, 66 (Pt 12): 2743-2748.

37. Coleman K K, Sigler W V. Airborne influenza a virus exposure in an elementary school. Sci Rep, 2020，10(1): 1859.

38. Gurtler L. Virology of human influenza. Influenza Report 2006, 2006: 48-86.

39. Lowen A C, Mubareka S, Steel J, et al. Influenza virus transmission is dependent on relative humidity and temperature. PLoS Pathog, 2007, 3(10): 1470-1476.

40. Pyankov O V, Bodnev S A, Pyankova O G, et al. Survival of aerosolized coronavirus in the ambient air. J Aerosol Sci, 2018, 115: 158-163.

41. Van Doremalen N, Bushmaker T, Munster V. Stability of middle east respiratory syndrome coronavirus (MERS-CoV) under different environmental conditions. Euro Surveil, 2013, 18(38): 20590.

42. Pyankov O V, Pyankova O G, Agranovski I E. Inactivation of airborne influenza virus in the ambient air. J Aerosol Sci, 2012, 53: 21-28.

43. Kormuth K A, Lin K, Prussin A J, 2nd, et al. Influenza virus infectivity is retained in aerosols and droplets independent of relative humidity. J Infect Dis, 2018, 218(5): 739-747.

44. 国家卫生健康委员会. 新冠病毒肺炎诊疗方案（试行第七版）. 2020; [EB/OL]. [2020-12-15]. http://www.nhc.gov.cn/yzygj/s7653p/202003/46c9294a7dfe4cef80dc7f 5912eb1989/files/ ce3e6945832a438eaae415350a8ce964.pdf.

45. Kratzel A, Todt D, V'Kovski P, et al. Inactivation of severe acute respiratory syndrome coronavirus 2 by WHO-recommended hand rub formulations and alcohols. Emerg Infect Dis, 2020, 26(7): 1592-1595.

46. Siddharta A, Pfaender S, Vielle N J, et al. Virucidal activity of world health organization–recommended formulations against enveloped viruses, including Zika, Ebola, and emerging coronaviruses. J Infect Dis, 2017, 215(6): 902-906.

47. Chin A W H, Chu J T S, Perera M R A, et al. Stability of SARS-CoV-2 in different environmental conditions. Lancet Microbe, 2020, 1(1): e10.

48. Duan S M, Zhao X S, Wen R F, et al. Stability of SARS coronavirus in human specimens and environment and its sensitivity to heating and UV irradiation. Biomed Environ Sci, 2003, 16(3): 246-255.

49. 王新为, 李劲松, 金敏, 等. SARS 冠状病毒的抵抗力研究. 环境与健康杂志, 2004, 21(2): 67-71.

50. Hinds W C. Aerosol technology: properties, behaviour and measurement of airborne particles. John Wiley & Sons, 1999.

51. Bourouiba L, Dehandschoewercker E, Bush J W M. Violent expiratory events: on coughing and sneezing. J Fluid Mech, 2014, 745: 537-563.

52. Prussin A J, 2nd, Marr L C, Bibby K J. Challenges of studying viral aerosol metagenomics and communities in comparison with bacterial and fungal aerosols. FEMS Microbiol Lett, 2014, 357(1): 1-9.

53. Blachere F M, Lindsley W G, Pearce T A, et al. Measurement of airborne influenza virus in a hospital emergency department. Clin Infect Dis, 2009, 48(4): 438-440.

54. Lindsley W G, Blachere F M, Davis K A, et al. Distribution of airborne influenza virus and respiratory syncytial virus in an urgent care medical clinic. Clin Infect Dis, 2010, 50(5): 693-698.

55. Guo Z D, Wang Z Y, Zhang S F, et al. Aerosol and surface distribution of severe acute

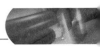

respiratory syndrome coronavirus 2 in hospital wards, Wuhan, China, 2020. Emerg Infect Dis, 2020, 26(7): 1583-1591.

56. Liu L, Li Y, Nielsen P V, et al. Short-range airborne transmission of expiratory droplets between two people. Indoor Air, 2017, 27(2): 452-462.

57. Anchordoqui L, Chudnovsky E. A physicist view of COVID-19 airborne infection through convective airflow in indoor spaces. SciMed J, 2020, 2:68-72.

58. 芒果都市. 乘大巴致 13 人感染：湖南这起聚集性疫情值得警惕 [EB/OL].[2020-12-15]. https://baijiahao.baidu.com/s?id=1660648334244835406&wfr=spider&for=pc.

59. Yu I T S, Li Y, Wong T W, et al. Evidence of airborne transmission of the severe acute respiratory syndrome virus. N Engl J Med, 2004, 350(17): 1731-1739.

60. Lowen A C, Mubareka S, Tumpey T M, et al. The guinea pig as a transmission model for human influenza viruses. PNAS, 2006, 103(26): 9988-9992.

61. Davis J, Garner M G, East I J. Analysis of local spread of equine influenza in the Park Ridge region of Queensland. Transbound Emerg Dis, 2009, 56(1-2): 31-38.

62. Jones R M, Brosseau L M. Aerosol transmission of infectious disease. J Occup Environ Med, 2015, 57(5): 501-508.

63. 代慧，赵彬. 人呼出飞沫和飞沫核的运动传播规律. 科学通报，2020, 0023-074X.

64. 马钰，张周斌，曹蓝，等. 一起无防护禽肉加工引起人感染 H7N9 禽流感病毒的流行病学调查. 中华流行病学杂志，2018, 39(6): 799-804.

65. Nikitin N, Petrova E, Trifonova E, et al. Influenza virus aerosols in the air and their infectiousness. Adv Virol, 2014, 2014: 859090.

66. 何香萍，王宇清. 儿童呼吸道人类博卡病毒感染的流行特征及与气候的关系研究. 临床肺科杂志，2019, 24(11): 1941-1944.

67. Luo C, Yao L, Zhang L, et al. Possible transmission of severe acute respiratory syndrome coronavirus 2 (SARS-CoV-2) in a public bath center in Huai'an, Jiangsu Province, China. JAMA Netw Open, 2020, 3(3): e204583.

68. 张进. 室内空气微生物污染与卫生标准建议值. 环境与健康杂志，2001, 18(4): 247-249.

69. Xie C, Jiang L, Huang G, et al. Comparison of different samples for 2019 novel coronavirus detection by nucleic acid amplification tests. Int J Infect Dis, 2020, 93: 264-267.

70. Jiang Y, Wang H, Chen Y, et al. Clinical data on hospital environmental hygiene

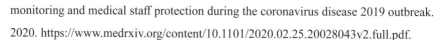

monitoring and medical staff protection during the coronavirus disease 2019 outbreak. 2020. https://www.medrxiv.org/content/10.1101/2020.02.25.20028043v2.full.pdf.

71. Ma J, Qi X, Chen H, et al. COVID-19 patients in earlier stages exhaled millions of SARS-CoV-2 per hour. Clin Infect Dis, 2021, 72(10): e652-e654.

72. Chia P Y, Coleman K K, Tan Y K, et al. Detection of air and surface contamination by SARS-CoV-2 in hospital rooms of infected patients. Nat Commun, 2020, 11(1): 2800.

73. Fears A C, Klimstra W B, Duprex P, et al. Persistence of severe acute respiratory syndrome coronavirus 2 in aerosol suspensions. Emerg Infect Dis, 2020, 26(9): 2168-2171.

74. Santarpia J L, Rivera D N, Herrera V L, et al. Aerosol and surface contamination of SARS-CoV-2 observed in quarantine and isolation care. Sci Rep, 2020, 10(1): 12732.

75. Deng W, Bao L, Gao H, et al. Ocular conjunctival inoculation of SARS-CoV-2 can cause mild COVID-19 in rhesus macaques. Nat Commun, 2020, 11(1): 4400.

76. Setti L, Passarini F, De Gennaro G, et al. SARS-CoV-2 RNA found on particulate matter of Bergamo in Northern Italy: first evidence. Environ Res, 2020, 188: 109754.

77. Yang X, Ou C, Yang H, et al. Transmission of pathogen-laden expiratory droplets in a coach bus. J Hazard Mater, 2020, 397: 122609.

78. Holshue M L, DeBolt C, Lindquist S, et al. First case of 2019 novel coronavirus in the United States. N Engl J Med, 2020, 382(10): 929-936.

79. Peng L, Liu J, Xu W, et al. SARS-CoV-2 can be detected in urine, blood, anal swabs, and oropharyngeal swabs specimens. J Med Virol, 2020, 92(9): 1676-1680.

80. Guan W J, Ni Z Y, Hu Y, et al. Clinical characteristics of coronavirus disease 2019 in China. N Engl J Med, 2020, 382(18): 1708-1720.

81. Expert taskforce for the COVID-19 cruise ship outbreak. Epidemiology of COVID-19 outbreak on cruise ship quarantined at Yokohama, Japan, February 2020. Emerg Infect Dis, 2020 Nov, 26(11):2591-2597.

82. 吴伟慎, 李永刚, 魏兆飞, 等. 天津市某百货大楼新型冠状病毒肺炎聚集性疫情调查分析. 中华流行病学杂志, 2020, 41(4): 489-493.

83. 陈奕, 王爱红, 易波, 等. 宁波市新型冠状病毒肺炎密切接触者感染流行病学特征分析. 中华流行病学杂志, 2020, 41(5): 667-671.

84. 中国新闻网. 浙江省十里丰监狱确诊病例"清零"36例全部出院 [EB/OL].[2020-

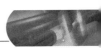

12-15]. https://baijiahao.baidu.com/s?id=1660746428481260916&wfr=spider&for=pc.

85. 中国新闻网. 山东任城监狱 207 人感染新冠肺炎细节公布 8 人被免职 [EB/OL]. [2020-12-15]. http://www.hi.chinanews.com.cn/hnnew/2020-02-21/515335.html.

86. 湖北省人民政府. 湖北监狱系统确诊新冠肺炎病例 271 例 [EB/OL].[2020-12-15]. www.hubei.gov.cn/hbfb/bmdt/202002/t20200221_2144278.shtml.

87. 财新网. 武汉一老人院 30 例新冠送医全市加大养老机构防控 [EN/OL].(2020-02-25)[2020-12-15]. http://china.caixin.com/2020-02-25/101520386.html.

88. Khanh N C, Thai P Q, Quach H L, et al. Transmission of SARS-CoV 2 during long-haul flight. Emerg Infect Dis, 2020, 26(11): 2617-2624.

89. Speake H, Phillips A, Chong T, et al. Flight-associated transmission of severe acute respiratory syndrome coronavirus 2 corroborated by whole-genome sequencing. Emerg Infect Dis, 2020, 26(12): 2872-2880.

90. Ji H, Liu L, Huang T, et al. Nosocomial infections in psychiatric hospitals during the COVID-19 outbreak. Eur J Psychiatry, 2020 Jul-Sep, 34(3):177-179.

91. 观察者. 韩国境内 71.7% 新冠确诊病例属集体感染 [EB/OL].[2020-12-15]. https://www.guancha.cn/internation/2020_03_06_540266.shtml.

92. USA TODAY. All 94 residents of New Jersey nursing home presumed positive for coronavirus[EB/OL]. (2020-03-21) [2020-12-15]. https://www.usatoday.com/story/news/nation/2020/03/25/whippany-nursing-home-takes-covid-19-seniors-woodbridge-facility/5081292002/.

93. 中国经济网. 韩国大邱一精神病医院暴发疫 133 人感染 [EB/OL]. (2020-03-30) [2020-12-15]. https://baijiahao.baidu.com/s?id=1662575248989819793&wfr=spiderf or= pc.

94. Brlek A, Vidovič Š, Vuzem S, et al. Possible indirect transmission of COVID-19 at a squash court, Slovenia, March 2020: case report. Epidemiol Infect, 2020, 148: e120.

95. Kim T. Work environment surrounding COVID-19 outbreak in call center, South Korea. Emerg Infect Dis, 2020 Oct, 26(10): 2533-2534.

96. 球头条. 纽约市监狱 38 人确诊感染新冠病毒，考虑释放部分犯人 [EB/OL]. (2020-03-23) [2020-12-15]. https://www.qtt.net/article/237510.html..

97. Li Y, Qian H, Hang J, et al. Probable airborne transmission of SARS-CoV-2 in a poorly ventilated restaurant. Build Environ, 2021 Jun, 196: 107788.

98. 搜狐网. 因为宁波一次聚餐、祈福活动，25 人确诊！再次提醒千万别聚了！ [EB/

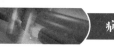
OL]. (2020-03-03) [2020-12-15]. https://www.sohu.com/a/370406575_160905.

99. Shen Y, Li C, Dong H, et al. Community outbreak investigation of SARS-CoV-2 transmission among bus riders in eastern China. JAMA Intern Med, 2020 Dec 1, 180(12):1665-1671.

100. Jiang G Y, Wang C, Song L, et al. Aerosol transmission, an indispensable route of COVID-19 spread: case study of a department-store cluster. Front Environ Sci Eng, 2021, 15(3): 1-12.

101. Kakimoto K, Kamiya H, Yamagishi T, et al. Initial investigation of transmission of COVID-19 among crew members during quarantine of a cruise ship-Yokohama, Japan, February 2020. MMWR, 2020, 69(11): 312-313.

102. Moriarty L F, Plucinski M M, Marston B J, et al. Public health responses to COVID-19 outbreaks on cruise ships-Worldwide, February-March 2020. MMWR, 2020, 69(12): 347-352.

103. Hoehl S, Karaca O, Kohmer N, et al. Assessment of SARS-CoV-2 transmission on an international flight and among a tourist group. JAMA Netw Open, 2020, 3(8): e2018044.

104. Park S Y, Kim Y M, Yi S, et al. Coronavirus disease outbreak in call center, South Korea. Emerg Infect Dis, 2020, 26(8): 1666-1670.

105. CBS New York. Coronavirus update: inmate at metropolitan detention center tests positive for COVID-19[EB/OL]. (2020-03-21) [2020-12-15]. https://newyork. cbslocal.com/2020/03/21/ coronavirus-inmate-tests-positive-metropolitan-detention-center-brooklyn/.

106. 澎湃新闻. 美国联邦监狱系统出现首例囚犯确诊新冠肺炎病例 [EB/OL]. (2020-03-22) [2020-12-15]. https://www.thepaper.cn/newsDetail_forward_6635325.

107. Kim Y I, Kim S G, Kim S M, et al. Infection and rapid transmission of SARS-CoV-2 in ferrets. Cell Host Microbe, 2020, 27(5): 704-709, e2.

108. Chan J F, Yuan S, Zhang A J, et al. Surgical mask partition reduces the risk of noncontact transmission in a golden syrian hamster model for coronavirus disease 2019 (COVID-19). Clin Infect Dis, 2020, 71(16): 2139-2149.

109. Bao L, Gao H, Deng W, et al. Transmission of severe acute respiratory syndrome coronavirus 2 via close contact and respiratory droplets among human angiotensin-converting enzyme 2 mice. J Infect Dis, 2020, 222(4): 551-555.

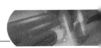
110. Sia S F, Yan L M, Chin A W H, et al. Pathogenesis and transmission of SARS-CoV-2 in golden hamsters. Nature, 2020, 583(7818): 834-838.

111. 中国新闻网. 卫生部最后 1 次公布每日疫情：中国内地无非典病人 [EB/OL]. (2003-08-17) [2020-12-15]. http://www.chinanews.com.cn/n/2003-08-16/26/335985.html.

112. Chu C M, Cheng V C, Hung I F, et al. Viral load distribution in SARS outbreak. Emerg Infect Dis, 2005, 11(12): 1882-1886.

113. WHO. Summary of probable SARS cases with onset of illness from 1 November 2002 to 31 July 2003[EB/OL]. (2004-04-21) [2020-12-15]. https://www.who.int/csr/sars/country/table2004_04_21/en/.

114. WHO. Severe acute respiratory syndrome (SARS) outbreak news [EB/OL]. [2020-12-15].https://apps.who.int/iris/bitstream/handle/10665/138182/WPR_RC054_08_SARS_2003_en.pdf?sequence=1&isAllowed=y.

115. Lei H, Li Y, Xiao S, et al. Routes of transmission of influenza A H1N1, SARS-CoV, and norovirus in air cabin: comparative analyses. Indoor Air, 2018, 28(3): 394-403.

116. Li Y, Duan S, Yu I T, et al. Multi-zone modeling of probable SARS virus transmission by airflow between flats in Block E, Amoy Gardens. Indoor Air, 2005, 15(2): 96-111.

117. Otter J A, Donskey C, Yezli S, et al. Transmission of SARS and MERS coronaviruses and influenza virus in healthcare settings: the possible role of dry surface contamination. J Hosp Infect, 2016, 92(3): 235-250.

118. Booth T F, Kournikakis B, Bastien N, et al. Detection of airborne severe acute respiratory syndrome (SARS) coronavirus and environmental contamination in SARS outbreak units. J Infect Dis, 2005, 191(9): 1472-1477.

119. Lee N, Hui D, Wu A, et al. A major outbreak of severe acute respiratory syndrome in Hong Kong. N Engl J Med, 2003, 348(20): 1986-1994.

120. Ofner M, Lem M, Sarwal S, et al. Cluster of severe acute respiratory syndrome cases among protected health-care workers--Toronto, Canada, April 2003. Can Commun Dis Rep, 2003, 29(11): 93-97.

121. Liang W, Zhu Z, Guo J, et al. Severe acute respiratory syndrome, Beijing, 2003. Emerg Infect Dis, 2004, 10(1): 25-31.

122. Lau J T, Tsui H, Lau M, et al. SARS transmission, risk factors, and prevention in Hong Kong. Emerg Infect Dis, 2004, 10(4): 587-592.

123. 张卫东 . 香港淘大花园真相与反思 . 家庭医学 , 2003(8): 6-7.

124. 搜狐新闻 . 还原北大人民医院首例 SARS 确诊至整体隔离 (图) [EB/OL]. (2013-03-20) [2020-12-15]. http://news.sohu.com/20130320/n369486838.shtml.

125. 搜狐新闻 . 北京人民医院所有非典及疑似患者全部转出 [EB/OL]. (2003-04-28) [2020-12-15]. http://news.sohu.com/91/79/news208887991.shtml.

126. 搜狐新闻 . 北京抗非典大事记 [EB/OL]. [2015-12-15]. http://news.sohu.com/52/93/news210419352.html.

127. 何耀 , 邢玉斌 , 钟光林 , 等 . SARS 医院感染的流行病学和预防控制措施研究 . 中华医院感染学杂志 , 2003, 7: 5-8.

128. Yu I T, Wong T W, Chiu Y L, et al. Temporal-spatial analysis of severe acute respiratory syndrome among hospital inpatients. Clin Infect Dis, 2005, 40(9): 1237-1243.

129. Wong T W, Lee C K, Tam W, et al. Cluster of SARS among medical students exposed to single patient, Hong Kong. Emerg Infect Dis, 2004, 10(2): 269-276.

130. CDC. Interim domestic guidance on the use of respirators to prevent transmission of SARS[EB/OL]. [2020-12-15]. https://www.cdc.gov/sars/ clinical/respirators.pdf.

131. Somogyi R, Vesely A E, Azami T, et al. Dispersal of respiratory droplets with open vs closed oxygen delivery masks: implications for the transmission of severe acute respiratory syndrome. Chest, 2004, 125(3): 1155-1157.

132. WHO. Consensus document on the epidemiology of severe acute respiratory syndrome (SARS) [EB/OL]. [2020-12-15]. https://apps.who.int/iris/bitstream/handle/10665/70863/WHO_CDS_CSR_GAR_2003.11_eng.pdf?sequence=1&isAllowed=y.

133. WHO. WHO issues consensus document on the epidemiology of SARS [EB/OL].[2020-12-15]. https://apps.who.int/iris/bitstream/handle/10665/232303/WER7843_373-375.PDF?sequence=1&isAllowed=y.

134. Alfaraj S H, Al-Tawfiq J A, Memish Z A. Middle east respiratory syndrome coronavirus (MERS-CoV) infection during pregnancy: report of two cases & review of the literature. J Microbiol Immunol Infect, 2019, 52(3): 501-503.

135. Kim S H, Chang S Y, Sung M, et al. Extensive viable middle east respiratory syndrome (MERS) coronavirus contamination in air and surrounding environment in MERS isolation wards. Clin Infect Dis, 2016, 63(3): 363-369.

136. Omrani A S, Matin M A, Haddad Q, et al. A family cluster of middle east respiratory

syndrome coronavirus infections related to a likely unrecognized asymptomatic or mild case. Int J Infect Dis, 2013, 17(9): e668-672.

137. 杨正时 . 中东以外地区最大一次中东呼吸综合征暴发 , 韩国 , 2015. 中国微生态学杂志 , 2017, 29(01): 95-100.

138. Bin S Y, Heo J Y, Song M S, et al. Environmental contamination and viral shedding in MERS patients during MERS-CoV outbreak in South Korea. Clin Infect Dis, 2016, 62(6): 755-760.

139. Xiao S, Li Y, Sung M, et al. A study of the probable transmission routes of MERS-CoV during the first hospital outbreak in the Republic of Korea. Indoor Air, 2018,28(1): 51-63.

140. Lee S S, Wong N S. Probable transmission chains of middle east respiratory syndrome coronavirus and the multiple generations of secondary infection in South Korea. Int J Infect Dis, 2015, 38: 65-67.

141. Adhikari U, Chabrelie A, Weir M, et al. A case study evaluating the risk of infection from middle eastern respiratory syndrome coronavirus (MERS-CoV) in a hospital setting through bioaerosols. Risk Anal, 2019, 39(12): 2608-2624.

142. Tellier R. Review of aerosol transmission of influenza A virus. Emerg Infect Dis, 2006, 12(11): 1657-1662.

143. Wong B C, Lee N, Li Y, et al. Possible role of aerosol transmission in a hospital outbreak of influenza. Clin Infect Dis, 2010, 51(10): 1176-1183.

144. Carrat F, Vergu E, Ferguson N M, et al. Time lines of infection and disease in human influenza: a review of volunteer challenge studies. Am J Epidemiol, 2008, 167(7): 775-785.

145. Brankston G, Gitterman L, Hirji Z, et al. Transmission of influenza A in human beings. Lancet Infect Dis, 2007, 7(4): 257-265.

146. Bridges C B, Kuehnert M J, Hall C B. Transmission of influenza: implications for control in health care settings. Clin Infect Dis, 2003, 37(8): 1094-1101.

147. Nicas M, Jones R M. Relative contributions of four exposure pathways to influenza infection risk. Risk Anal, 2009, 29(9): 1292-1303.

148. Moser M R, Bender T R, Margolis H S, et al. An outbreak of influenza aboard a commercial airliner. Am J Epidemiol, 1979, 110(1): 1-6.

149. Klontz K C, Hynes N A, Gunn R A, et al. An outbreak of influenza A/Taiwan/1/86

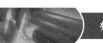
(H1N1) infections at a naval base and its association with airplane travel. Am J Epidemiol, 1989, 129(2): 341-348.

150. Mubareka S, Lowen A C, Steel J, et al. Transmission of influenza virus via aerosols and fomites in the guinea pig model. J Infect Dis, 2009, 199(6): 858-865.

151. Lindsley W G, Blachere F M, Beezhold D H, et al. Viable influenza A virus in airborne particles expelled during coughs versus exhalations. Influenza Other Respir Viruses, 2016, 10(5): 404-413.

152. Chen S C, Chio C P, Jou L J, et al. Viral kinetics and exhaled droplet size affect indoor transmission dynamics of influenza infection. Indoor Air, 2009, 19(5): 401-413.

153. Lindsley W G, Blachere F M, Thewlis R E, et al. Measurements of airborne influenza virus in aerosol particles from human coughs. PLoS One, 2010, 5(11): e15100.

154. Papineni R S, Rosenthal F S. The size distribution of droplets in the exhaled breath of healthy human subjects. J Aerosol Med, 1997, 10(2): 105-116.

155. Yan J, Grantham M, Pantelic J, et al. Infectious virus in exhaled breath of symptomatic seasonal influenza cases from a college community. Proc Natl Acad Sci USA, 2018, 115(5): 1081-1086.

156. Edwards D A, Man J C, Brand P, et al. Inhaling to mitigate exhaled bioaerosols. Proc Natl Acad Sci USA, 2004, 101(50): 17383-17388.

157. Dudalski N, Mohamed A, Mubareka S, et al. Experimental investigation of far-field human cough airflows from healthy and influenza-infected subjects. Indoor Air, 2020, 30(5): 966-977.

158. Yang W, Elankumaran S, Marr L C. Concentrations and size distributions of airborne influenza A viruses measured indoors at a health centre, a day-care centre and on aeroplanes. J R Soc Interface, 2011, 8(61): 1176-1184.

159. Alford R H, Kasel J A, Gerone P J, et al. Human influenza resulting from aerosol inhalation. Proc Soc Exp Biol Med, 1966, 122(3): 800-804.

160. Van Elden, Nijhuis L J M, Schipper P, et al. Simultaneous detection of influenza viruses A and B using real-time quantitative PCR. J Clin Microbiol, 2001, 39(1): 196-200.

161. Robilotti E, Deresinski S, Pinsky B A. Norovirus. Clin Microbiol Rev, 2015, 28(1): 134-164.

162. Lopman B, Gastanaduy P, Park G W, et al. Environmental transmission of norovirus

gastroenteritis. Curr Opin Virol, 2012, 2(1): 96-102.

163. 吴振宇, 张德勇, 雷永良. 一起经气溶胶传播的学校诺如病毒暴发调查. 中国学校卫生, 2012, 33(2): 244-245.

164. 刘颖, 舒红. 某幼儿园一起经气溶胶传播的诺如病毒聚集性疫情调查. 中国医药科学, 2019, 9(16): 189-192.

165. Marks P J, Vipond I B, Regan F M, et al. A school outbreak of Norwalk-like virus: evidence for airborne transmission. Epidemiol Infect, 2003, 131(1): 727-736.

166. Bonifait L, Charlebois R, Vimont A, et al. Detection and quantification of airborne norovirus during outbreaks in healthcare facilities. Clin Infect Dis, 2015, 61(3): 299-304.

167. Masclaux F G, Hotz P, Gashi D, et al. Assessment of airborne virus contamination in wastewater treatment plants. Environ Res, 2014, 133: 260-265.

168. Kucharski A, Edmunds W. Case fatality rate for Ebola virus disease in West Africa. Lancet, 2014: 384.

169. WHO. Ebola haemorrhagic fever in south Sudan [EB/OL]. (2004-05-24) [2020-12-15]. https://www.who.int/emergencies/disease-outbreak-news/item/2004_05_24-en.

170. Barrette R W, Metwally S A, Rowland J M, et al. Discovery of swine as a host for the reston ebolavirus. Science, 2009, 325(5937):204-206.

171. Jahrling P B, Geisbert T W, Johnson E D, et al. Preliminary report: isolation of Ebola virus from monkeys imported to USA. The Lancet, 1990, 335(8688): 502-505.

172. Viral haemorrhagic fever in imported monkeys. Wkly Epidemiol Rec, 1992, 67(19): 142-143.

173. Rollin P E, Williams R J, Bressler D S, et al. Ebola (subtype Reston) virus among quarantine nonhuman primates recently imported from the Philippines to the United States. J Infect Dis, 1999, 179 Suppl 1: S108-114.

174. Hayes C G, Burans J P, Ksiazek T G, et al. Outbreak of fatal illness among captive macaques in the Philippines caused by an Ebola-related filovirus. Am J Trop Med Hyg, 1992, 46(6): 664-671.

175. Miranda M E, Ksiazek T G, Retuya T J, et al. Epidemiology of Ebola (subtype Reston) virus in the Philippines, 1996. J Infect Dis, 1999, 179 Suppl 1: S115-119.

176. Zhang Y, Gong Y, Wang C, et al. Rapid deployment of a mobile biosafety level-3 laboratory in Sierra Leone during the 2014 Ebola virus epidemic. PLoS Negl Trop

Dis, 2017, 11(5): e0005622.

177. Leffel E, Reed D. Marburg and Ebola viruses as aerosol threats. Biosecur Bioterror, 2004, 2(3): 186-191.

178. Salvaggio M, Baddley J. Other viral bioweapons: Ebola and Marburg hemorrhagic fever. Dermatol Clin, 2004, 22(3): 291-302.

179. Chevalier M S, Chung W, Smith J, et al. Ebola virus disease cluster in the United States--Dallas County, Texas, 2014. MMWR, 2014, 63(46): 1087-1088.

180. Johnson E, Jaax N, White J, et al. Lethal experimental infections of rhesus monkeys by aerosolized Ebola virus. Int J Exp Pathol, 1995, 76(4): 227-236.

181. ABSA. Risk group database [EB/OL]. [2020-12-15]. https://my.absa.org/tiki-index.php?page=Riskgroups&default%5bcontent%5d=.

182. ABSA. Risk group database [EB/OL].[2020-12-15]. http://www.absa.org/riskgroups/.

183. WHO. Laboratory biosafety manual. 3rd ed. Geneva,Switzerland: WHO, 2004 [EB/OL].[2020-12-15]. https://www.who.int/publications/i/item/9241546506.

184. Tang S, Mao Y, Jones R M, et al. Aerosol transmission of SARS-CoV-2? Evidence, prevention and control. Environ Int, 2020, 144: 106039.

185. Jones E L, Kramer A, Gaither M, et al. Role of fomite contamination during an outbreak of norovirus on houseboats. Int J Environ Res Public Health, 2007, 17(2): 123-131.

186. Cheesbrough J S, Green J, Gallimore C I, et al. Widespread environmental contamination with Norwalk-like viruses (NLV) detected in a prolonged hotel outbreak of gastroenteritis. Epidemiol Infect, 2000, 125(1): 93-98.

187. Morter S, Bennet G, Fish J, et al. Norovirus in the hospital setting: virus introduction and spread within the hospital environment. J Hosp Infect, 2011, 77(2): 106-112.

188. Colas de la Noue A, Estienney M, Aho S, et al. Absolute humidity influences the seasonal persistence and infectivity of human norovirus. Appl Environ Microbiol, 2014, 80(23): 7196-7205.

189. Marks P J, Vipond I B, Carlisle D, et al. Evidence for airborne transmission of Norwalk-like virus (NLV) in a hotel restaurant. Epidemiol Infect, 2000, 124(3): 481-487.

190. Marks P J, Vipond I B, Regan F M, et al. A school outbreak of Norwalk-like virus: evidence for airborne transmission. Epidemiol Infect, 2003, 131(1): 727-736.

191. Xu H, Lin Q, Chen C, et al. Epidemiology of norovirus gastroenteritis outbreaks in

two primary schools in a city in eastern China. Am J Infect Control, 2013, 41(10): e107-109.

192. Miller M A, Stabenow J M, Parvathareddy J, et al. Visualization of murine intranasal dosing efficiency using luminescent Francisella tularensis: effect of instillation volume and form of anesthesia. PLoS One, 2012, 7(2): e31359.

193. Southam D S, Dolovich M, O'Byrne P M, et al. Distribution of intranasal instillations in mice: effects of volume, time, body position, and anesthesia. Am J Physiol Lung Cell Mol Physiol, 2002, 282(4): L833-839.

194. WHO. Ebola virus disease [EB/OL]. [2020-12-15].https://www.who.int/news-room/fact-sheets/detail/ebola-virus-disease.

195. Fischer R, Bushmaker T, Judson S, et al. Comparison of the aerosol stability of 2 strains of Zaire ebolavirus from the 1976 and 2013 outbreaks. J Infect Dis, 2016, 214(suppl 3): s290-s293.

196. Zumbrun E, Bloomfield H, Dye J, et al. A characterization of aerosolized Sudan virus infection in African Green Monkeys, Cynomolgus Macaques, and Rhesus Macaques. Viruses, 2012, 15; 4(10): 2115-2136.

197. Wang D, Hu B, Hu C, et al. Clinical characteristics of 138 hospitalized patients with 2019 novel coronavirus-infected pneumonia in Wuhan, China. JAMA, 2020, 323(11): 1061-1069.

198. Santarpia JL, Rivera DN, Herrera VL, et al. Aerosol and surface contamination of SARS-CoV-2 observed in quarantine and isolation care. Sci Rep, 2020 Jul 29; 10(1): 12732.

199. Sattar S A, Ijaz M K, Hurst C J, et al. Airborne viruses. 2007.

200. Olsen S J, Chang H-L, Cheung T Y-Y, et al. Transmission of the severe acute respiratory syndrome on aircraft. N Engl J Med, 2003, 349(25): 2416-2422.

201. Qiu J. Covert coronavirus infections could be seeding new outbreaks. Nature, 2020.

202. Wang C, Liu L, Hao X, et al. Evolving epidemiology and impact of non-pharmaceutical interventions on the outbreak of coronavirus disease 2019 in Wuhan, China. JAMA, 2020, 323(19): 1915–1923.

203. Li R, Pei S, Chen B, et al. Substantial undocumented infection facilitates the rapid dissemination of novel coronavirus (SARS-CoV-2). Science, 2020, 368(6490): 489-493.

204. Dai H, Zhao B. Association of the infection probability of COVID-19 with ventilation

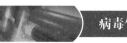
rates in confined spaces. Build Simul, 2020, 13(6): 1321-1327.

205. Hui D S, Chow B K, Lo T, et al. Exhaled air dispersion during high-flow nasal cannula therapy versus CPAP via different masks. Eur Respir J, 2019, 53(4): 1802339.

206. Dietz L, Horve P, Coil D, et al. 2019 novel coronavirus (COVID-19) pandemic: built environment considerations to reduce transmission. mSystems, 2020, 5(2): e00245-20.

207. 宋璐，王灿，孟格，等 . 气载致病微生物和空气消毒技术 . 中国给水排水，2020, 36(6): 37-44.

208. Hui D S, Chow B K, Lo T, et al. Exhaled air dispersion during noninvasive ventilation via helmets and a total facemask. Chest, 2015, 147: 1336–1343.

209. Booth T F, Kournikakis B, Bastien N, et al. Detection of airborne severe acute respiratory syndrome (SARS) coronavirus and environmental contamination in SARS outbreak units. J Infect Dis, 2005, 191:1472-1477.

210. Xiao W J, Wang M L, Wei W, et al. Detection of SARS-CoV and RNA on aerosol samples from SARS-patients admitted to hospital. Zhonghua Liu Xing Bing Xue Za Zhi, 2004, 25:882-885 [in Chinese].

211. 南方都市报 . 韩国单日激增231确诊病例,死亡共8例有6例感染自同一病房 [EB/OL]. [2020-02-24]. https://m.mp.oeeee.com/a/BAAFRD000020200224269760.html.